居家康复指导丛书

心脏病居家康复指导

丛书主编　燕铁斌
主　　编　欧海宁
副主编　　张国林　王　翔

电子工业出版社
Publishing House of Electronics Industry
北京·BEIJING

未经许可，不得以任何方式复制或抄袭本书之部分或全部内容。
版权所有，侵权必究。

图书在版编目（CIP）数据

心脏病居家康复指导 / 欧海宁主编 . —北京：电子工业出版社，2020.1
（居家康复指导丛书）
ISBN 978-7-121-38145-4

Ⅰ. ①心… Ⅱ. ①欧… Ⅲ. ①心脏病 – 康复 Ⅳ. ① R541.09

中国版本图书馆 CIP 数据核字 (2019) 第 271266 号

责任编辑：崔宝莹
印　　刷：北京富诚彩色印刷有限公司
装　　订：北京富诚彩色印刷有限公司
出版发行：电子工业出版社
　　　　　北京市海淀区万寿路 173 信箱　　邮编：100036
开　　本：720×1000　　1/16　　印张：12.75　　字数：208 千字
版　　次：2020 年 1 月第 1 版
印　　次：2020 年 1 月第 1 次印刷
定　　价：86.00 元

凡所购买电子工业出版社图书有缺损问题，请向购买书店调换。若书店售缺，请与本社发行部联系，联系及邮购电话：（010）88254888，88258888。

质量投诉请发邮件至 zlts@phei.com.cn，盗版侵权举报请发邮件到 dbqq@phei.com.cn。

本书咨询联系方式：QQ 250115680。

居家康复指导丛书

《心脏病居家康复指导》编委会名单

主　编　欧海宁
副主编　张国林　王　翔
编　委　（以姓氏笔画为序）
　　　　王　翔（江苏省人民医院）
　　　　刘　智（广东省人民医院）
　　　　李　梅（广州医科大学附属第五医院）
　　　　张国林（广东省人民医院）
　　　　陈贤元（广东省人民医院）
　　　　陈翠玲（广州医科大学附属第五医院）
　　　　欧海宁（广州医科大学附属第五医院）
　　　　周凯欣（广东省中医院）
　　　　侯玲英（广州医科大学附属第五医院）
　　　　郭丽娜（广东省中医院）
　　　　程开春（广州市黄埔区委宣传部）
　　　　谢海霞（广东省人民医院）
　　　　詹惠敏（广东省人民医院）
绘　图　庞晓龙

总　序

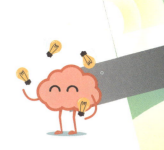

现代康复医学起源于20世纪40—50年代，那时的世界正处于动荡期，战争及其随后暴发的各类疾病给人类带来了巨大的伤害！即使医务人员全力救治，也只能留住患者的生命，大量生存者遗留了各种身心方面的功能障碍，严重影响了病、伤、残者的生活自理能力及其正常回归家庭和社会。因此，医疗先驱们在救治病伤员的同时，开始关注救治对象的功能恢复和改善，并积极尝试采用不同的治疗方法，以期最大限度地帮助患者正常回归家庭和社会。为此，催生了一门新的临床医学学科——康复医学（rehabilitation medicine）。

进入21世纪以来，随着全球经济的发展，国际康复医学进入了发展的"快车道"，与临床各学科相互渗透、融合，涉及几乎所有疾病的全过程，从发病早期就介入的重症康复，到疾病恢复期的社区康复和居家康复，以及生命终结期的康复（国内称之为"临终关怀"），可谓是全生命周期的覆盖了。

对比西医，中医康复的理念历史悠久。早在2000多年前的《黄帝内经》中就提出了今天神经康复领域中推崇的"阴阳平衡"理念；而《吕氏春秋》中提到的"流水不腐，户枢不蠹"的动静结合观点，更是对今天"生命在于运动"的完美诠释。但从理念和体系上与西方医学模式比较一致的现代康复，则起源于20世纪80年代中期。其里程碑标志是当时的卫生部要求在全国高等医学院校的临床医学专业中开设康复医学课程，普及现代康复医学知识。彼时，各类《康复医学》教材及书籍成为普及现代康复医学的最好载体。

进入21世纪后，特别是"十三五"以来，随着国内经济的发展、全民医疗的实现，以及慢性病、老年人口的增加，康复对象不断增多，康复市场不断拓展。而党和各级政府对康复的重视，进一步推动了国内康复的全面提速发展。此外，分级诊疗模式下的医院–社区–居家康复一体化的出现，使得康复理念已经开始从医院延伸到社区、家庭。患者及其家属越来越不满足传统的院内康复，渴望能了解康复、参与康复。因此，迫切需要一些能指导病、伤、残后康复的专业知识科普化的书籍。

为了适应当前急需了解康复知识的市场需求，在电子工业出版社有限公司的大力支持下，我们组织了国内一批从事临床康复的专家，编写了这套"居家康复指导丛书"。本套丛书的编写宗旨一是普及康复理念，让患者及其家属能比较容易地找到适合自己病情的康复方法；二是介绍一些常用的可以在社区及家庭开展的适宜康复技术，方便患者及其家属在社区和家庭开展自我康复。

本套丛书在内容编排上力求文字简洁，通俗易懂。为了方便家庭使用，每本书还尽可能配了一些简单易学的图；同时，采取的是一本书针对一种（类）疾病的居家康复，希望每一本书都能成为一个独立的家庭康复医生。

将专业人员容易理解的枯涩的专业知识转化为普通群众（病患者及其家属）易于理解，且在家中可以为其提供指导的科普康复书籍，并非容易之举，远较编写学术专著更难。本套丛书从选题到定稿历时 2 年，后续还将根据临床需要推出新的分册。丛书的读者对象主要为病、伤、残者及其家属，同时也可以作为社区医务人员了解康复的入门读物。

虽然各分册主编及全体参编专家竭尽所能用通俗易懂的语言来介绍专业知识及技术，但仍恐遗留不足，尚祈读者阅读时不吝赐教，以便再版时修订。

最后，感谢参加本套丛书编写的全体专家及工作人员为本套丛书的顺利出版所付出的辛勤劳动。

谨以此为序！

中山大学孙逸仙纪念医院

2019 年 5 月

前　言

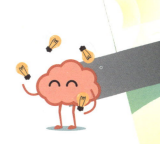

众所周知，心血管疾病（也就是俗称的心脏病）是人类健康的三大杀手之一，因其发病率高、死亡率高，让人"谈心色变"。但大家对心血管疾病治疗的认识，往往只限于其难以治愈，需要做搭桥、支架等手术，却不知道，心脏病的治疗不仅仅是手术和吃药，而且患者在医院的治疗结束并不意味着整个医疗行为就此结束；除了医院治疗以外，心脏病居家康复可以巩固医院治疗的效果，避免疾病复发，使患者获得更好的生活质量。

作为长期从事心脏病康复的团队，我们编写本书，是为了解决患者认识的盲区和困惑，帮助患者做好心脏病居家康复的管理，延续医院治疗的作用，使患者获得更高的身体能力，尽早回归家庭和社会。该书针对我国各类心脏病患者的特点，引用了国际和国内最新的专家共识和临床指南，借鉴了祖国传统医学的手段，是实用、有效、在家就可操作的心脏病康复指导。

感谢在编写过程中给予我们帮助的专家、同道，也期待这本书能给心脏病患者和家属予以助益！

由于编委水平有限，加之时间仓促，疏漏之处在所难免，恳请广大读者和同道多提宝贵意见，在此致以真诚的感谢。

2019 年 7 月

目 录

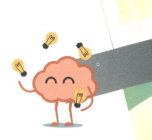

1 第一章　让我们一起认识自己的"心"

　　第一节　心脏——这台身体的发动机，我们要用心保养它 ………………………………………………… 1

　　第二节　心脏是这样工作的，很神奇吧 …………… 1

　　第三节　360°无死角图解心脏内部结构 ………… 3

　　　　一、心房、心室和间隔 ……………………… 3

　　　　二、心脏瓣膜 ………………………………… 4

　　　　三、冠状动脉 ………………………………… 4

　　第四节　您分得清脉搏和心率吗？99%的人都不懂 ………………………………………………… 5

　　　　一、心率 ……………………………………… 6

　　　　二、脉搏 ……………………………………… 6

　　第五节　血压，您考虑什么 ………………………… 8

2 第二章　冠心病居家康复的秘笈在这里

　　第一节　人老了，病来了，动脉粥样硬化是什么 ………………………………………………… 9

　　　　一、什么是动脉粥样硬化 …………………… 10

　　　　二、用"心"聆听：什么原因会造成动脉粥样硬化 ………………………………………… 10

　　　　三、警惕，动脉粥样硬化原来这么可怕 …… 11

　　　　四、动脉粥样硬化的前因后果，如何预防调理，都在这里 …………………………………… 12

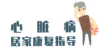

第二节　冠心病的"八大杀手"，您害怕吗 …… 13

　　一、"沉默杀手"——吸烟 …… 13

　　二、"无声杀手"——高血压 …… 14

　　三、"坏胆杀手"——血脂异常 …… 15

　　四、"富贵杀手"——糖尿病 …… 16

　　五、"体质杀手"——肥胖 …… 18

　　六、"惰性杀手"——缺乏运动 …… 18

　　七、"心境杀手"——抑郁和焦虑 …… 19

　　八、"时光杀手"——年龄和家族史 …… 19

第三节　您知道冠心病有哪些症状吗 …… 20

第四节　冠心病怎么办？怎么治疗？ …… 22

　　一、爱自己，要从改变不良的生活方式开始 …… 22

　　二、日常如何控制冠心病的危险因素 …… 23

　　三、冠心病治疗药物的那些事儿，一张表就搞定了！
　　　 …… 25

　　四、支架植入术常见疑问最全讲解 …… 26

　　五、冠状动脉搭桥手术原来是这么做的 …… 27

　　六、心脏康复的运动处方——运动疗法 …… 28

第五节　您会正确"吃药"吗 …… 28

　　一、用药"姿势"有讲究，您知道吗 …… 29

　　二、药物的副作用 …… 31

第六节　放了支架，搭了桥，还需要养路和护路吗
　　　 …… 31

　　一、支架/搭桥能解决什么问题 …… 31

　　二、如何养护好冠状动脉这条"路" …… 32

　　三、养路和护路的措施 …… 33

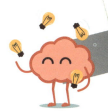

第七节　您了解您心脏的运动能力吗 …… 33
　　一、运动时心脏和血管的反应 …… 33
　　二、常用的测试方法 …… 34
　　三、了解运动耐量 …… 36
　　四、给自己的心脏打分吧 …… 37

第八节　患了冠心病，仍然要运动 …… 39
　　一、运动对心脏益处很大，您知道吗 …… 39
　　二、冠心病患者不宜运动？别闹了 …… 40
　　三、什么情况下运动不安全 …… 43
　　四、哪些运动适合心脏病患者 …… 44
　　五、持之以恒的运动 …… 47
　　六、不看完这些注意事项，您怎敢出去运动 …… 48

第九节　重回"心"生，别让"冠心病"圈住你的生活 …… 49
　　一、做好心脏康复，降低心脏病"返修率" …… 49
　　二、与您的医生团队讨论工作能力 …… 51
　　三、提高运动耐量，过上更积极的生活 …… 52

第十节　居家生活要舒适，更要安全 …… 52
　　一、睡眠 …… 52
　　二、洗澡 …… 53
　　三、如厕 …… 54
　　四、季节变更 …… 55
　　五、出游 …… 55
　　六、应急 …… 56

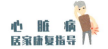

第十一节　请把您的负面情绪调成"静音" ……… 59
　一、识别自己的不良情绪 ……………………… 59
　二、自我调整 …………………………………… 60
　三、寻找专业帮助 ……………………………… 60

第十二节　患者随访有多重要？可能是生与死的差别
　………………………………………………………… 60
　一、定期随访的重要性 ………………………… 61
　二、需要定期检查哪些项目 …………………… 61
　三、需要向医生反馈的症状和体征 …………… 62

3 第三章　心衰！心衰！看一遍能记一辈子

第一节　难受……这就是心力衰竭 ……………… 64
　一、什么原因会导致心力衰竭 ………………… 64
　二、心力衰竭的常见诱因 ……………………… 67
　三、心力衰竭有哪几种类型 …………………… 69
　四、发生心力衰竭后机体会有哪些改变 ……… 70

第二节　我女朋友说自己是心衰，请医生判断一下
　………………………………………………………… 72
　一、有这些症状，可能是心衰 ………………… 72
　二、急性心力衰竭会出现什么样的症状呢 …… 73
　三、别傻了！对待慢性心衰可不是"慢"就可以
　　　解决的 ……………………………………… 74

第三节　别"伤心"，这样可治心衰 …………… 76
　一、治疗原发病 ………………………………… 76
　二、为心脏减轻负担 …………………………… 76
　三、认识心衰，守护心脏 ……………………… 76

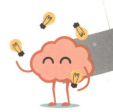

  四、"黄金三角"让心脏"跑"得好一点 ……… 77
  五、手术救"活"了他的心 ……………………… 79
  六、电生理治疗 …………………………………… 81
  七、心力衰竭患者的自我管理 …………………… 81

第四节 心动力？让人"心"可测 ……………………… 83
  一、运动时心脏和血管的反应 …………………… 83
  二、您的心还年轻吗？常用的测试心脏功能的方法
     ……………………………………………………… 87
  三、给自己的心脏打分吧 ………………………… 89

第五节 听医生的话，心力衰竭患者一样能运动
     ……………………………………………………… 90
  一、坚持运动，能给心脏带来什么好处 ………… 91
  二、心力衰竭患者该如何安全有效地进行运动？
    看看医生怎么说 ……………………………… 91
  三、什么情况下运动不安全 …………………… 103
  四、心衰患者日常活动安全吗 ………………… 105
  五、持之以恒地运动 …………………………… 109

第六节 患者还能重返工作？对！能重返工作 …… 110
  一、提高运动耐量，过上更积极的生活 ……… 110
  二、心脏病患者还能做爱做的事吗 …………… 111

第七节 心力衰竭经受不起任何"万一" …………… 112
  一、好好睡觉，您做到了吗 …………………… 112
  二、心力衰竭患者洗澡，您洗对了么 ………… 113
  三、"如厕"是件大事 …………………………… 113

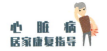

　　四、季节变更，是烦恼忧愁的时光 ………… 113
　　五、世界那么大，我想去看看 …………… 114
　　六、这些应急措施您要知道 ……………… 115
第八节　心情？心情？郁闷让您伤不起 ……… 115
　　一、别让不良情绪来敲"门" ……………… 116
　　二、自我调整，成就自己的开始 ………… 116
　　三、从现在开始，用运动来对抗不良情绪 … 117
　　四、寻求帮助的路上，找对医生很重要 … 117
第九节　医生，能给我留个微信号方便随诊吗 … 118
　　一、别大意，定期随诊很必要 …………… 118
　　二、来来来，这些项目需定期检查 ……… 119
　　三、这些反馈，有趣、有用 ……………… 119

4 第四章　心脏瓣膜病，康复不再是难题
第一节　认识我们的心脏瓣膜 ………………… 120
　　一、治病先懂病，了解心脏瓣膜 ………… 120
　　二、别不服老，您的心脏瓣膜敲警钟了 … 120
第二节　关注您的心脏瓣膜，全方位了解瓣膜病
　　…………………………………………… 121
　　一、二尖瓣狭窄 …………………………… 121
　　二、二尖瓣关闭不全 ……………………… 122
　　三、主动脉瓣狭窄 ………………………… 122
　　四、主动脉瓣关闭不全 …………………… 122
　　五、三尖瓣病变 …………………………… 122
第三节　心脏那扇门关不上了咋办 …………… 122
　　一、内科治疗 ……………………………… 123

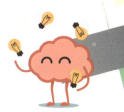

  二、外科手术 …………………………………… 123
  三、介入手术 …………………………………… 124
 第四节 抗凝药物，您用对了吗 ………………………… 125
  一、什么时候需要"抗凝"治疗 ………………… 125
  二、如何开具抗凝药物处方 …………………… 126
  三、华法林过量或不足，导致 PT(INR) 值不稳时
    有何风险 ……………………………………… 127
  四、科普！饮食为什么会影响抗凝治疗 ………… 127
  五、避免服用会相互作用的药物 ……………… 128
  六、居家安全 …………………………………… 128
  七、特殊情况 …………………………………… 129
  八、妊娠问题 …………………………………… 129
  九、重要提示 …………………………………… 129
 第五节 手术后一定要随诊，原因、窍门都告诉你
     ………………………………………………… 130
  一、出院后的第一次复诊 ……………………… 130
  二、定期的复诊 ………………………………… 130
 第六节 出院不是终点，只是康复的起点 ………… 130
  一、让您的出院指导更专业、更全面 ………… 131
  二、家庭康复该注意什么 ……………………… 131
  三、让我们的生活更精彩！您需要这几个评估标准
    ………………………………………………… 132
  四、追求身体运动能力提高，也许每周运动三次就
    可以 …………………………………………… 132

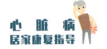

第七节　这些技能很重要，您学不学 ·············· 136
　　一、伤口护理小指南 ·············· 136
　　二、别再"吃饱了撑的"了，管住嘴很重要 ····· 137
　　三、心理疏导，治愈您对"心病"的焦虑 ······· 137
　　四、日常生活，绝对是您健康的真实写照 ······· 138

第五章　先天性心脏病康复希望在这里，请转给需要的人

第一节　您知道什么是先天性心脏病吗 ············· 139
　　一、走进小宝宝的心里面 ·············· 139
　　二、宝宝为什么会得先天性心脏病 ············ 141
　　三、宝宝有先天性心脏病吗？这些症状要小心 ··· 141

第二节　一文说清都有哪些先心病 ·············· 143
　　一、房间隔缺损 ·············· 143
　　二、室间隔缺损 ·············· 144
　　三、动脉导管未闭 ·············· 145
　　四、法洛四联症 ·············· 145

第三节　先天性心脏病有哪些表现？这些知识赶紧了解
　　·············· 146
　　一、房间隔缺损 ·············· 146
　　二、室间隔缺损 ·············· 147
　　三、动脉导管未闭 ·············· 147
　　四、法洛四联症 ·············· 148

第四节　先天性心脏病患者术后能运动吗 ·········· 148
　　一、先天性心脏病患者术后运动有益处 ········ 149
　　二、运动前的评估非常重要 ·············· 149

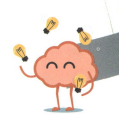

第五节 先天性心脏病患者如何运动，很多人都忽视了 ········· 150
一、哪些运动适合先心病患者 ············· 150
二、什么情况下运动不安全 ············· 150
三、持之以恒地运动，提高运动耐力，过上更积极的生活 ············· 151

第六节 患了先天性心脏病还能重返工作，过上积极的生活吗 ············· 151
一、正确评估心脏的工作能力 ············· 151
二、与您的医生团队讨论工作能力 ············· 152

第七节 做好这些，心脏病不再是困扰 ············· 152
一、居家环境措施 ············· 152
二、饮食 ············· 153
三、个人卫生 ············· 153
四、情绪调整 ············· 153
五、出游和应急 ············· 154

第八节 患者随诊有多重要 ············· 154
一、定期随诊的重要性 ············· 154
二、需要定期检查哪些项目 ············· 154
三、需要向医生反馈的症状和体征 ············· 155

第六章 给心脏病患者一本营养"护照"
第一节 这才是医生心目中的"饮食清淡" ············· 156
一、脂肪和胆固醇 ············· 156

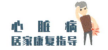

　　二、碳水化合物和膳食纤维 …………………… 158

　　三、矿物质 ………………………………………… 158

　　四、烟酒 …………………………………………… 159

第二节　吃对了，不吃药！心脏病的饮食原则 …… 160

　　一、冠心病 ………………………………………… 160

　　二、心力衰竭 ……………………………………… 161

　　三、先天性心脏病 ………………………………… 162

　　四、心脏瓣膜病 …………………………………… 163

第三节　油腻了？心脏病患者居家饮食 …………… 163

　　一、控制总能量，维持理想体重 ………………… 163

　　二、控制脂肪与胆固醇摄入 ……………………… 165

　　三、合理选择主食，提倡粗细粮搭配 …………… 165

　　四、多吃蔬菜和水果 ……………………………… 166

　　五、减少盐摄入 …………………………………… 166

　　六、养成良好的饮食习惯 ………………………… 167

第四节　今天您的热量超标了吗 ……………………… 167

第五节　中医食疗 ……………………………………… 173

　　一、心血瘀阻 ……………………………………… 174

　　二、心肾阳虚 ……………………………………… 174

　　三、心肾阴虚 ……………………………………… 175

　　四、气阴两虚 ……………………………………… 176

　　五、痰浊闭阻 ……………………………………… 177

　　六、气滞血瘀 ……………………………………… 178

7 第七章　"小鹿乱撞"，心脏病患者性生活怎么办
　　　　　　……………………………………………… 185

第一章　让我们一起认识自己的"心"

第一节　心脏——这台身体的发动机，我们要用心保养它

嗨！我是您身体里的"超级发动机"——心脏。

我是每个人身上最忠诚、最敬业的器官。

脚走累了要休息，手写累了要搁笔，脑子累了要睡觉，唯独我，打从娘胎里形成的那天起，就跳动不止，与您生死与共。我偷懒罢工半分钟，您就会昏迷，呼吸也会停下来；我停跳4~6分钟，就会导致严重的脑死亡。

因此，人类的健康发育成长，保持正常的体温，维持整个身体系统的运作，都得依赖这个一直保持跳动的"泵"来提供动力源泉。

在安静状态下，心脏每分钟约跳70次，每次泵血约70毫升，就相当于每分钟泵血约5升。如此推算，一个人的心脏一生泵血所做的功，大约相当于将3万公斤重的物体向上举到喜马拉雅山顶峰所做的功！

下面的图文将带着您从内到外、从上到下、360°无死角地看清自己的心脏！

第二节　心脏是这样工作的，很神奇吧

我们身体里的这台"超级发动机"，是一个任劳任怨的劳模，可以24小时不休，365天不停。无关风月、不论风雨。它有一个可以自动调

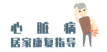

节快慢的智能频率系统：总司令部——窦房结，窦房结发出跳动指令的心电信号，这些心电信号由传导束规律地传给每个心肌细胞，使心脏时时刻刻自动地跳动着。窦房结是"永不消逝的电波"！

心脏不累吗？原来，心脏并不是只顾工作，累了，它会利用间断的时间休息。在心脏的每一次跳动中，收缩才是在工作，而舒张则是在休息。心脏每搏动一次约需0.8秒，其中收缩只占0.3秒，舒张占0.5秒，看来心脏很注意劳逸结合。试问什么样的机器能连续这样不停地工作80年？甚至上百年不停歇？所以心脏被我们称为"劳模"是当之无愧的。

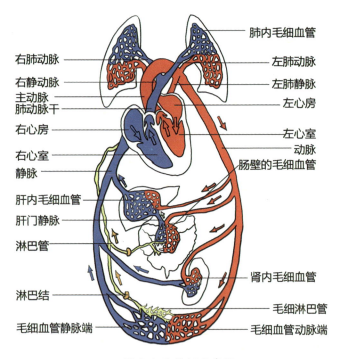

心脏和血液循环示意图

心脏最主要的工作是泵血！它是一个最完美、最高效的泵。心脏不停歇地跳动，驱动着血液循环。血液通过呼吸功能呼出二氧化碳，吸收氧气，含有充足氧气的新鲜血液经过肺的血管汇集到左心房，然后通过左心室泵入主动脉，再由各级动脉经毛细血管把养分输送到全身；身体

第一章 让我们一起认识自己的"心"

使用过的血,含有大量的二氧化碳和代谢产物,即静脉血,经过小静脉回收,返回到大静脉,流回右心房,经过右心室泵入肺,由肺进行二氧化碳和氧气的交换,变成新鲜的动脉血回到左心房。血液这样周而复始的循环流动,使我们的身体一直保持有活力的状态。心脏就是这样工作的,很神奇吧!

第三节 360°无死角图解心脏内部结构

现在,让我们认识一下自己的心脏。

我们的心脏在胸部的中间、两侧肺的中间,心尖偏向左侧。正常的心脏约如自己的拳头大小,成人的心脏重200~300克。

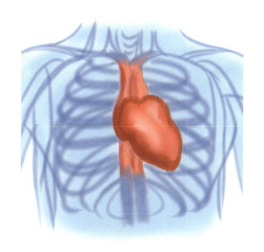

心脏的位置

一、心房、心室和间隔

心脏内部由四个腔组成:左心房和左心室,右心房和右心室。左心房和左心室流的是动脉血,右心房和右心室流的是静脉血。在心脏里,左右两侧心房之间的房间隔和左右两侧心室之间的室间隔，就像密封的一堵墙，把心脏内部左右分隔，可以确保静脉血和动脉血不会混合在一起。如果房间隔或室间隔没有长好，就会出现相应的先天性心脏病，例如房间隔缺损或室间隔缺损。

二、心脏瓣膜

血液在血管和心脏里都是向一个方向流动的，心房和心室之间、心室和动脉之间，都有防止血液反流的瓣膜。瓣膜在心脏永不停止的血液循环活动中扮演的角色既普通又关键：瓣膜相当于忠于职守的门卫，右心房和右心室之间有三尖瓣、左心房和左心室之间有二尖瓣、右心室和肺静脉之间有肺动脉瓣、左心室和主动脉之间是主动脉瓣，瓣膜只能向一个方向打开，使血液只能从心房流向心室，从心室流向动脉。所以，我们的血液在心脏内是不会反流的。如果瓣膜出现了问题，例如瓣膜狭窄或向反方向打开，就会严重影响这个发动机的泵血功能。

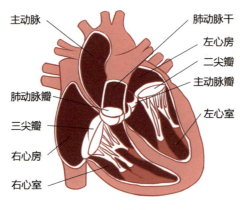

心脏瓣膜

三、冠状动脉

作为一刻也不停歇的发动机，心脏本身需要更多的血液供应。它的营养由冠状动脉中的血液供给，分别为：左冠状动脉和右冠状动脉。这

第一章 让我们一起认识自己的"心"

2支血管从主动脉发出,走在心肌的表面,再由很多细小的分支把血液里的氧气和养分供应给日夜跳动的心脏。大家常听医生说的冠状动脉粥样硬化性心脏病,简称冠心病,就是这些血管发生粥样硬化,导致血管管腔狭窄,供应给心肌的血液不足而造成心肌缺血的一种心脏病。

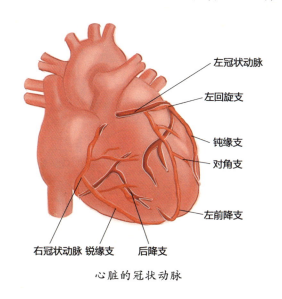

心脏的冠状动脉

第四节 您分得清脉搏和心率吗?99%的人都不懂

心脏在正常运转时,我们并没有明显的感觉。当我们将手轻轻地放在左侧胸壁心尖的部位时,就会感受到这个发动机带来的有力又有节奏的心跳,心脏每分钟跳动的次数就是心率。当把手搭在手腕桡动脉上时,也会感受到动脉的搏动,这是脉搏。许多人都分不清脉搏和心率,有些人会认为它们就是同一个概念,有的人则认为它们是风马牛不相及的两件事物。您分得清脉搏和心率吗?正常情况下,我们的脉搏和心率是一致的,但有些时候,它们可能不一致哦!

一、心率

心率是指心脏每分钟跳动的次数。

心率是反映心脏工作的一个重要参数。它可因年龄、性别或其他生理因素而产生个体差异。一般来说，年龄越小，心率越快。老年人心率比年轻人慢，女性的心率比同龄男性快，这些都是正常的生理现象。安静状态下，成人正常心率为60~100次/分，理想心率应为55~70次/分（运动员的心率较普通成人偏慢，一般为50次/分左右）。运动或者紧张时心率会相应地加快，休息时心率会自动放缓。医生可以通过听诊器或心电图检查测得患者心率。

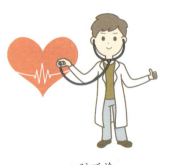

心脏听诊

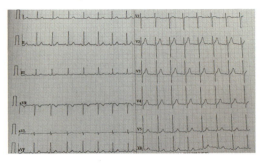

心电图

二、脉搏

脉搏即动脉的搏动。

我们看过很多古装剧，知道古代皇宫里有一种职业最危险——御医。御医一手给皇帝号脉，一手提着自己的脑袋！御医通过号脉给皇帝看病，这虽然只是电视剧里的镜头，有些夸张，但医生确实可以通过摸脉搏来判断一些关于身体的问题。

心脏收缩时，输出的血液一波一波地流动会引起动脉跳动，在表浅动脉上可触到搏动，简称为脉搏。脉搏的频率即脉率。正常人的脉搏和心跳是一致的。正常人的脉率规则，不会出现脉搏间隔时间长短不一的

第一章 让我们一起认识自己的"心"

现象；正常人的脉搏强弱均等，不会出现强弱交替的现象。临床上有许多疾病，特别是心脏病可使脉搏的频率和强弱发生变化，甚至脉搏和心率可能出现不一致。

我们可以通过触摸桡动脉，或使用电子血压计、血氧仪来测量脉搏。现今流行的运动手表或手环也可以测脉搏。

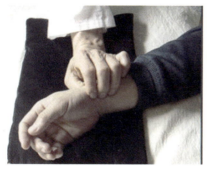
触摸桡动脉测脉搏

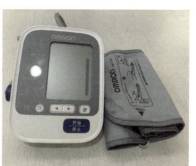
电子血压计

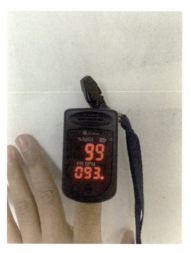
血氧仪

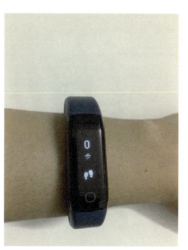
运动手环

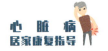

第五节 血压,您考虑什么

血压没有了人是不是就不行了?要弄清楚这个话题,我们首先要清楚什么是血压。

心脏驱动血液在血管内流动,血液对血管壁产生的侧压力就是血压。收缩压是指心脏在收缩时,血液对血管壁的侧压力;舒张压是指心脏在舒张时,血液对血管壁的侧压力。血压随着不同的活动状态会有一定的波动。当我们休息或精神放松时,血压较低;当我们运动或情绪激动时,血压会升高。通常老年人的血压比他们年轻时高。现代人由于工作和生活压力大、饮食不合理、作息不规律等原因,容易出现血压升高,这也是在给您发出警惕信号。

正常血压与高血压

	收缩压(mmHg)	舒张压(mmHg)
理想血压	<120	<80
正常高值	120~139	80~89
高血压	≥140	≥90

那么,当血压不正常的时候,会给我们带来什么恶果呢?血压过高,会增加心脏和血管的压力,使我们的器官不堪负荷而提前出现劳损;血压过低,则不能提供足够的血液给我们的身体器官使用,会出现血气不足的虚弱表现。

第二章　冠心病居家康复的秘笈在这里

第二章　冠心病居家康复的秘笈在这里

第一节　人老了，病来了，动脉粥样硬化是什么

"我爱佳人手，一抚细如丝。肤如凝脂色，指若削葱根"。这首"打油诗"描述的是姣美的年轻人的皮肤。那么，年轻人血管内皮是不是也是光滑的呢？

血管的管壁分为三层结构，由里到外分别为内膜、中膜、外膜。内

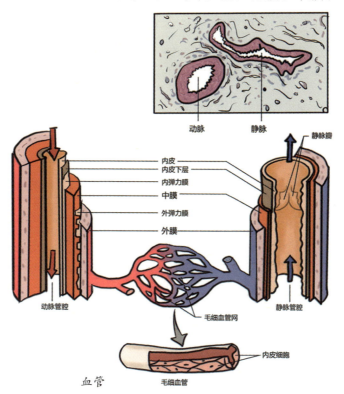

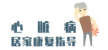

膜的内皮细胞作为血管的内衬，使血管内壁形成光滑面，便于血液流动。动脉和静脉的区别是动脉有弹力膜（平滑肌），静脉有静脉瓣（防止静脉血反流）。

一、什么是动脉粥样硬化

动脉粥样硬化是动脉变硬了吗？动脉粥样硬化是指血管壁内侧沉积的胆固醇等物质使血管变硬的状态。胆固醇等物质沉积所形成的粥样斑块也称"粥瘤"，粥瘤在血管壁内侧凸起。动脉粥样硬化如果进一步发展，就会使血管狭窄，甚至堵塞，也会使血管失去弹性而容易破裂。

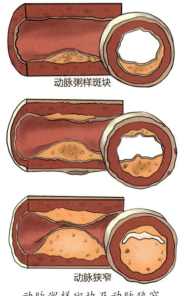

动脉粥样斑块及动脉狭窄

二、用"心"聆听：什么原因会造成动脉粥样硬化

动脉粥样硬化的病因主要有7种，即吸烟、压力过大、肥胖、高血压、高龄、糖尿病以及脂质代谢异常。理论上就是这么简单！

生活中，除了年龄和家族史等不可改变的危险因素之外，血压、血脂、血糖的异常，吸烟、肥胖和压力过大都可以通过调整生活方式和治疗予以改善。

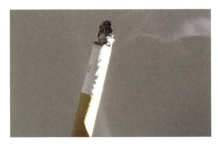

吸烟

第二章 冠心病居家康复的秘笈在这里

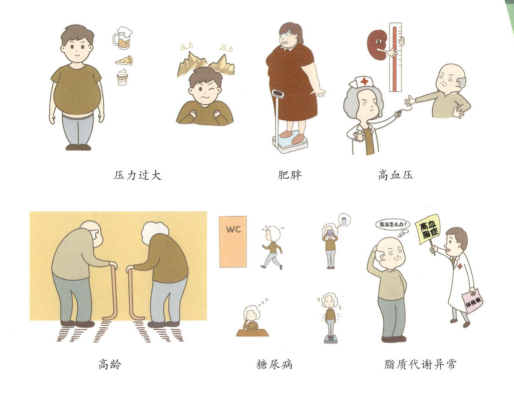

压力过大　　　　　　肥胖　　　　　　高血压

高龄　　　　　　糖尿病　　　　　　脂质代谢异常

三、警惕，动脉粥样硬化原来这么可怕

动脉粥样硬化可以发生于身体里的任何血管，特别是脑动脉、心脏冠状动脉、肾动脉、下肢动脉。

如果您正为此困扰，那么，快往下看！

如果脑动脉粥样硬化，会导致血管末端供应给脑部的血液减少。如果脑动脉粥样斑块破裂，可造成血管内血栓形成而导致脑梗死；也可能导致血管破裂引起脑出血。如果下肢动脉粥样硬化甚至闭塞，则可引起下肢冷痛症状甚至局部坏死。如果心脏冠状动脉粥样硬化则可引起心绞痛发作，也可由于动脉粥样斑块破裂堵塞冠状动脉导致心肌梗死。上述并发症非常严重，请及早重视动脉粥样硬化！

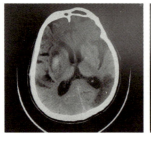
脑梗死

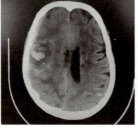
脑出血

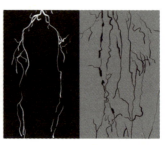
动脉栓塞

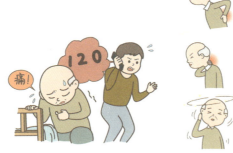
心肌梗死

心绞痛

四、动脉粥样硬化的前因后果，如何预防调理，都在这里

正如上面所说，控制动脉粥样硬化形成的危险因素，可有效延缓动脉粥样硬化的进程。滚蛋吧，动脉粥样硬化君！我们可以做到的是：戒烟、控制体重、低脂饮食、控制血糖、控制血压、缓解压力等。

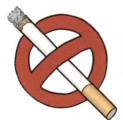
戒烟

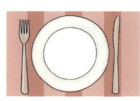
控制体重

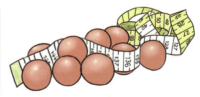
低脂饮食

第二章 冠心病居家康复的秘笈在这里

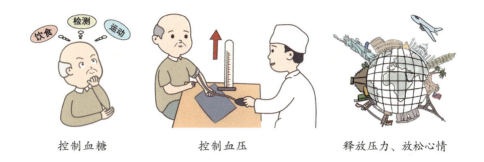

控制血糖　　　　　　控制血压　　　　　释放压力、放松心情

第二节　冠心病的"八大杀手",您害怕吗

一、"沉默杀手"——吸烟

您知道香烟是如何伤害您的吗?大多数吸烟者对于吸烟危害的认知还仅仅止于肺部,以为仅此而已了。然而真相是什么样的呢?

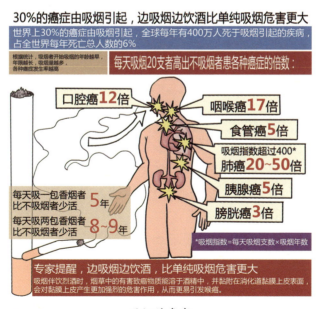

吸烟的危害

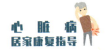

香烟里面含有4000多种物质，其中200种以上是有毒物质，60多种是致癌物质。

烟草中所含的剧毒物质尼古丁，会导致心率和血压升高。吸一支烟，心率每分钟增加5~20次，收缩压增加10~25mmHg。短期来说，尼古丁能刺激心脏和肾上腺释放大量的儿茶酚胺，使心跳加快，血管收缩，血压升高；长期大量吸烟，每日抽30~40支香烟，可引起小动脉的持续性收缩，日积月累，小动脉壁的平滑肌会发生变性，血管内膜渐渐增厚，形成小动脉硬化，进一步加重高血压。

吸烟对血脂代谢也有影响，能使血胆固醇、低密度脂蛋白升高，高密度脂蛋白下降。因此，动脉粥样硬化的进程加快，容易发生冠心病、心肌梗死、恶性高血压、脑卒中等。

一手烟危害大，二手烟的危害如何呢？

二手烟包括吸烟者吐出的主流烟雾，也包括从纸烟、烟斗或烟枪中直接冒出的侧流烟雾。侧流烟雾中的有害物质是主流烟雾中的2倍以上，吸入二手烟和少量吸烟的危害是相同的，它被称为"被动吸烟"。

二、"无声杀手"——高血压

高血压通常无自觉症状，但可以使患高血压的人发生心、脑、肾等器官损害，导致脑卒中或心肌梗死，甚至死亡，故俗称"无声杀手"。

高血压发病的因素有哪些？不看不知道，一看吓一跳。

高血压发病较隐匿，多数人是在体检时被发现的。大多数高血压的原因不明，与遗传基因、肥胖、缺乏运动、高盐高脂饮食、高龄、饮酒过量、精神压力过大等危险因素有关；一小部分的人患高血压，与肾脏疾病、肾动脉狭窄、长期服用某些激素有关。

血压高一点，心血管疾病的发病风险翻倍！血压升高会加重心脏负担，长期的高负荷，会引起心肌肥厚与扩大，导致心力衰竭。高血压可促使血管内皮损伤，是冠心病的重要危险因素。

那么，如何做出标准且完整的高血压诊断呢？答案在这里：在未服

第二章　冠心病居家康复的秘笈在这里

用抗高血压药的情况下，非同日3次测量，收缩压在140mmHg以上和（或）舒张压在90mmHg以上，可诊断为高血压。但既往有高血压病史，已经在服用降血压药，血压虽然低于140/90mmHg，仍诊断为高血压。目前仍以诊室血压作为高血压的诊断依据。有条件者应该同时积极采用家庭血压或动态血压辅助诊断。家庭测血压≥135/85mmHg，动态血压白天≥135/85mmHg，或24小时平均值≥130/80mmHg，同样可诊断为高血压。

18岁以上成人按照心血管绝对危险水平分级

其他危险因素/靶器官损害和疾病史情况	高血压分级		
	1级高血压 （140~159）/ （90~99）mmHg	2级高血压 （160~179）/ （100~109）mmHg	3级高血压 收缩压≥180mmHg 或舒张压≥110mmHg
危险因素	年龄、吸烟、血脂异常、早发心血管病家族史、肥胖或腹型肥胖		
靶器官损害	左室肥厚、颈动脉硬化或斑块、血肌酐轻度升高、微量白蛋白尿		
临床疾病	脑血管病、心脏病、肾脏病、周围血管病、视网膜病变、糖尿病		
无其他危险因素	低危	中危	高危
1~2个危险因素	中危	中危	很高危
≥3个危险因素、靶器官损害	高危	高危	很高危
并存的临床疾病	很高危	很高危	很高危

三、"坏胆杀手"——血脂异常

在我们常规的体检中，血脂是必不可少的检查项目，血脂与血压、血糖一样，跟我们的健康息息相关。血脂异常是冠心病非常重要的危险因素，高达92%的中国冠心病患者合并血脂异常，但对此人们的知晓率很低。

10个人中有4个人血脂异常，您对血脂了解吗？血脂主要包括胆固醇、甘油三酯、低密度脂蛋白和高密度脂蛋白。胆固醇是动物组织细

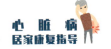

胞不能缺乏的脂类，其参与细胞形成，是某些类固醇激素的原料。甘油三酯、低密度脂蛋白的升高和高密度脂蛋白的下降会对心血管造成不良影响。低密度脂蛋白是一种运载胆固醇进入外周组织细胞的脂蛋白颗粒，过量时会沉积在血管壁内侧，导致动脉粥样硬化，是不好的胆固醇；而高密度脂蛋白主要由肝脏合成，主要生理功能是转运磷脂和胆固醇，能够防止动脉硬化，是好的胆固醇。

胆固醇从哪里来？要怎么做，才能远离血脂异常呢？血液中的胆固醇有20%左右是从吃的食物中吸收得来的，其余的大部分由体内肝脏合成。进食高热量和含过量饱和脂肪（食用油、牛肉、奶油等）的食物可以促进体内胆固醇的合成，使血液中的胆固醇浓度增加。近年来由于西方饮食文化的输入，饮食中脂质比例增加，故人群中高胆固醇人数比例呈上升趋势。那么甘油三酯是从哪里来的呢？如果大量摄入高胆固醇食物，或是人体中的甘油三酯没有被作为热量源使用，都会引起甘油三酯蓄积。甘油三酯升高，会降低高密度脂蛋白，使低密度脂蛋白在动脉内壁沉积，加速动脉硬化。

四、"富贵杀手"——糖尿病

血糖升高为哪般？血糖升高的主要原因有两个，一是胰岛素分泌相对不足，二是胰岛素抵抗。从食物中摄入体内的碳水化合物被消化后转化为葡萄糖进入血液，葡萄糖作为热量源被吸收和储存在肌肉、肝脏、脑和心脏等。食物进入体内后会诱发胰岛细胞分泌胰岛素，若此时胰岛素分泌不足或者分泌出来的胰岛素不能被用来转化葡萄糖，这时候血糖会升高。

那么看似平静的"血糖升高"的背后，暗藏着什么？糖尿病的病因有遗传、过度饮食等不良生活习惯、其他应激反应等。糖尿病每3~5年可引起一个并发症，常见并发症为视网膜病变、肾病、周围神经病变，它们均为微小血管病变引起。如果能够早发现血糖升高，并积极控制血糖，则可延缓这些并发症发生。一旦出现并发症，就难以完全治愈。大

第二章 冠心病居家康复的秘笈在这里

血管损伤可致动脉粥样硬化，常伴发冠心病、颈动脉硬化等。

糖友们还记得自己被诊断为糖尿病的那一天吗？因为那条标准，自己就成为"糖尿病"人群中的一员，需要以新的视角来看待自己的生活，也需要以新的要求来管理自己的生活。现在，我们就一起学习和巩固一下糖尿病的诊断标准。中国常用糖尿病诊断标准和分类有WHO1999年标准和2013年标准，空腹血浆葡萄糖和葡萄糖负荷试验后2小时血糖值可单独用于流行病学调查或成人筛查。

我们来了解一下糖尿病诊断标准（参考美国糖尿病协会2019年糖尿病医学诊断标准）：

空腹血糖 ≥ 7.0mmol/L

    或

OGTT 2小时血糖 ≥ 11.1mmol/L（OGTT：口服葡萄糖耐糖试验）

    或

HbA1c ≥ 6.5%（HbA1c：糖化血红蛋白）

    或

有典型高血糖症状或高血糖危象的患者，随机血糖 ≥ 11.1mmol/L

上述4条标准达到1条标准即可诊断。什么是空腹？空腹状态指至少8小时没有进食热量。随机血糖指不考虑上次用餐时间，一天中任意时间的血糖，不能用来诊断空腹血糖受损或糖耐量异常。OGTT方法：根据WHO标准，口服无水葡萄糖粉75g。条件允许时，应尽可能行口服葡萄糖耐量试验来筛查糖尿病。

标准指出糖尿病高危人群的筛查，包括：超重（BMI ≥ 24）或肥胖（BMI ≥ 28）和（或）中心型肥胖（男性腰围 ≥ 90cm，女性 ≥ 85cm），缺乏运动，高血压或正在接受降压治疗，血脂异常或正在接受调脂治疗，冠心病等。可见糖尿病、高血压、肥胖、脂质调节异常和冠心病是互相作用的。这些糖尿病的高危情况，请您对号入座。

五、"体质杀手"——肥胖

美食，是乡情。美食，也是母爱。过年不长胖，怎么对得起那么美好的节日。回来上班才发现，胖胖胖，才是深深的乡愁……一胖都毁了！

肥胖可能是一场事故，减肥要趁早！前面提到的BMI指数，它的全名叫体重指数。计算公式是：体重（千克）÷身高（米）的平方，单位是 kg/m^2。目前我国成人BMI的正常范围：$18.5 \leq BMI < 24$，超重：$24 \leq BMI < 28$；肥胖：$BMI \geq 28$。

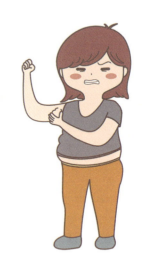

"胖子"越来越多的原因是什么呢？是因为遗传、缺少运动和摄入过多食物，从代谢角度看则是基于代谢紊乱，肥胖者多存在脂质代谢异常，脂肪合成过多，血浆中甘油三酯、游离脂肪酸和胆固醇一般高于正常水平。

肥胖到底是不是一种疾病？当身体因肥胖而影响健康时，其肥胖被认定为"肥胖症"。那么问题来了！肥胖本身不是病，但肥胖的后果会要命！肥胖不仅是高血压、糖尿病等疾病的病因，也是癌症、骨关节性疾病的病因。肥胖可以分为皮下脂肪型肥胖和内脏脂肪型肥胖（腹型肥胖），而后者更容易诱发各种疾病。

六、"惰性杀手"——缺乏运动

现代社会最流行的一个字是"忙"，还有一个字是"胖"。人们生活的常态往往是"忙成狗"，一不小心还会"胖成猪"。不过，两者相比较，"忙"导致的缺乏运动比"胖"更危险，一定要小心了！缺乏运动有更多的患病风险。世界卫生组织行为危险因素研究明确指出：全球每年近200万人的死亡率与久坐相关。也有相关学者指出：整日在办公室埋头苦干的员工，即使挤出午休时间去健身房运动，仍然不太可能会

第二章　冠心病居家康复的秘笈在这里

抵消整个上午"岿然不动"带来的负面影响。

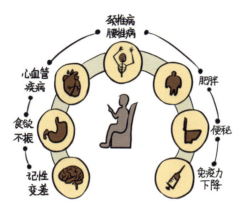

"久坐病"

七、"心境杀手"——抑郁和焦虑

你为何不快乐？情志致病是中医的说法，西医也这样讲吗？抑郁和焦虑有啥关系，啥危害，成因是啥？这里告诉你，抑郁和焦虑是临床综合征，它们不仅可以摧毁心理，还会残害躯体。改善抑郁和焦虑，要先学会放下。承受过大的压力，致情志调解不畅，会出现焦虑和抑郁症状，使交感神经分泌过多的肾上腺素，并激活肾上腺皮质分泌激素，影响糖、脂肪代谢，使血压波动、血管收缩，从而逐渐增加心脏的压力。

在心脑血管疾病患者人群中，大约有50%的人存在此类症状，此类症状严重者反复住院，可并发心脑血管危险事件。

八、"时光杀手"——年龄和家族史

正处于青壮年的您，还总是仗着自己年轻而无所顾忌吗？一觉醒来，您可能就被诊断为冠心病了！既往冠心病发病年龄比较大，但近年来随着吸烟、肥胖、缺少运动等因素的影响，其发病越来越年轻化。故近年来关注早发冠心病的人较多。早发和晚发冠心病人群的冠心病症状特点不一样，可能因为年轻，60岁以前心绞痛症状较典型，60岁以后仅有

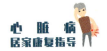

34% 的冠心病患者有典型的心绞痛症状。

冠心病会遗传吗？目前没有任何基因筛查可以明确证明冠心病有遗传倾向，但冠心病的危险因素如糖尿病、高血压已被证实有家族遗传倾向。

第三节　您知道冠心病有哪些症状吗

心肌缺血时常出现心前区憋闷，或伴疼痛感，也可以出现左肩痛、背痛、牙痛、腹痛、头晕等其他表现。

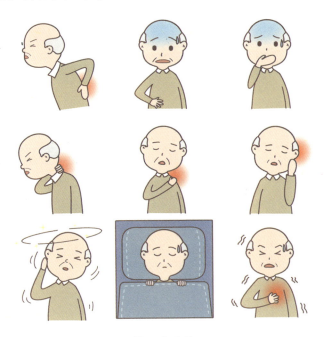

冠心病症状

心绞痛是一种什么痛？心绞痛是不是心脏痛啊？其实心绞痛是由于冠状动脉痉挛导致的一过性的血管狭窄，主要表现为胸前区憋闷疼痛，运动后易发，持续时间几秒钟至十几分钟，服药或休息后缓解。

实际上，心肌梗死比心绞痛程度更重，服药或休息后不能缓解，疼

第二章 冠心病居家康复的秘笈在这里

痛持续，表现多样，可以表现为胸前区疼痛，也可以表现为左肩痛、背痛、牙痛、腹痛甚至头晕昏迷。一旦发生心肌梗死，就会影响心脏功能，诱发心脏电传导系统，引起心律失常，甚至可能引起心源性休克和死亡。心肌梗死的常见原因为冠状动脉粥样硬化慢性闭塞或者斑块破裂致远端闭塞。

陈毅元帅之子陈小鲁辞世前，只来得及说一句"小惠，我不好"就倒下了。人们在哀悼之余，还应对心肌梗死的不易察觉和起病之快有直观认识。

一张表讲清心绞痛和心肌梗死的鉴别要点

鉴别要点	心绞痛	心肌梗死
疼痛性质	胸前区憋闷，或伴有疼痛，常因劳累、受寒、情绪激动所诱发	胸痛比心绞痛的疼痛程度重，剧烈，可无明显诱因，可伴有左上肢放射痛
疼痛持续时间	几秒钟至十几分钟	可以延长到1天或2天
休息后能否缓解	一般可缓解	不能明显缓解
舌下含服硝酸甘油能否缓解	可缓解	不明显
症状和体征	一般无其他伴发症状	伴有气促、咳嗽、头晕（伴有心源性休克时出现），也可伴有发热
生化检查	心肌酶谱指标可无异常或轻度升高	感染指标升高，心肌酶谱指标明显升高
心电图	心电图可有ST-T变化	特殊的ST-T或T波改变，或病理性Q波，束支传导阻滞

下图说明了心绞痛和心肌梗死的主要区别。

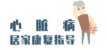

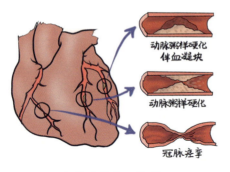 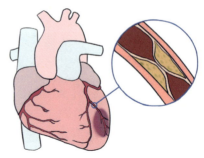

血管痉挛致心绞痛　　　　　　血管闭塞致心肌梗死

第四节　冠心病怎么办？怎么治疗？

冠心病作为威胁人类健康的"第一杀手",一经发现就应及早治疗,以免进一步影响您的健康和生命。得了冠心病怎么办？预防冠心病复发您得了解下面这些事儿。

一、爱自己，要从改变不良的生活方式开始

不良的生活方式主要是指影响健康的一些习惯,例如暴饮暴食、吸烟、酗酒、作息不规律、精神过度紧张、缺乏运动锻炼等。这些习惯会让心脏承受更多的负担,容易诱发心脏问题。

我们要做到饮食节制,遵循健康饮食结构,还要注意,吃得过饱会增加胃肠道和心脏的负担。所以一般来说,八分饱是比较合适的。也要避免饱餐后运动,通常散步是可以的,如果是进行较为剧烈的运动,建议餐后1小时后开始为宜。

吸烟、酗酒的危害前面已经有阐述,对于心脏病患者,这两个恶习是必须禁止的。

谈到健康的生活方式,我们常常提到作息规律,早睡早起。但是,面对如今高强度快节奏的生活和工作,"欠睡"成了社会问题,因此"睡商"

第二章 冠心病居家康复的秘笈在这里

值得普及。睡眠不足可引起心率增快,增加心脏负担。所以,到底怎样才能提高我们的睡眠质量呢?睡前喝酒、喝咖啡、喝茶等都会影响睡眠质量,睡觉前玩手机也会严重影响睡眠时间。如果采用改变睡前习惯和睡眠环境的方法仍不能有好的睡眠,这时候就应该咨询心理睡眠科医生,必要时要进行心理辅导或药物干预。

您会洗澡吗?这有啥难的——使劲儿搓啊!其实,洗澡时要注意水温,避免水温过高或过低。建议采取淋浴的方式。

保持良好的生活方式对于冠心病患者来说非常重要,同时应该每日定时测量血压、心率、脉搏变化,定期测量体重。特别是对于心衰患者,应该记录好每日细微的身体状态改变情况,以便就诊治疗和了解病情变化。

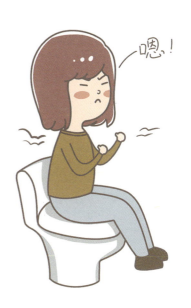

日常生活中我们还可以做到的是:保持大便通畅、注意防暑防寒。有习惯性便秘的冠心病患者,需要通过调整食物类别、养成按时排便习惯、常做腹部按摩等方式改善便秘,切记不可用力憋气排便,这样可能会使血压骤高,增加心脏负担,诱发心脏病。如厕时如果厕所内的温度太低也容易引起血压变化,故如厕时需要注意温度变化。

二、日常如何控制冠心病的危险因素

治疗冠心病必须控制其危险因素,上面我们讲到冠心病可以控制的危险因素包括血压、血糖、血脂、肥胖等。下面我们就分别讲述血压、血糖、血脂、肥胖的控制目标。

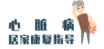

1. 血压控制目标（mmHg）

人群	医院门诊测量的血压	家里测量的血压
青年人/中年人	<130/85	<125/80
老年人	<140/90	<135/85
糖尿病者	<130/80	<125/75
慢性肾病者	<130/80	<125/75
心肌梗死后者	<130/80	<125/75
脑血管疾病者	<140/90	<135/85

2. 血糖控制目标

指标	优	良	不充分	不良	差
糖化血红蛋白（%）	<6.2	6.2~6.9	6.9~7.4	7.4~8.4	>8.4
空腹血糖（mmol/L）	4.4~6.1	6.1~7.3	7.3~8.9	7.3~8.9	>8.9
餐后2小时血糖（mmol/L）	4.4~7.8	7.8~10.0	10.0~12.2	10.0~12.2	>12.2

3. 血脂控制目标（mmol/L）

分层	TC	LDL-C	HDL-C	非-HDL-C	TG
理想水平	—	<2.6	—	<3.4	—
合适水平	<5.2	<3.4	—	<4.1	<1.7
边缘升高	≥5.2且<6.2	≥3.4且<4.1	—	≥4.1且<4.9	≥1.7且<2.3
升高	≥6.2	≥4.1	—	≥4.9	≥2.3
降低	—	—	<1.0	—	—

老年人血脂治疗的目标值（mmol/L）

临床疾病和(或)危险因素	LDL-C 目标值	非HDL-C 目标值
动脉粥样硬化性心血管疾病	<1.8	<2.6
糖尿病+高血压或其他危险因素	<1.8	<2.6
糖尿病	<2.6	<3.4
慢性肾脏病3期或4期	<2.6	<3.4
高血压+1项其他危险因素	<2.6	<3.4
高血压或3项其他危险因素	<3.4	<4.1

注：非HDL-C=TC-HDL-C；其他因素包括年龄（男性≥45岁，女性≥55岁）、吸烟、HDL-C<1.04mmol/L、BMI≥28、有缺血性心血管病家族史

第二章　冠心病居家康复的秘笈在这里

4. 体重和腹围控制目标

项目	BMI	腹围
女	18.5 ≤ BMI < 24(kg/m^2) 为正常体重范围，	<85cm
男	24 ≤ BMI < 28 为超重，BMI ≥ 28 为肥胖	<90cm

请问大家都及格了吗？

血压　　　　　血糖　　　　　血脂　　　　体重/腹围

合格□不合格□　合格□不合格□　合格□不合格□　合格□不合格□

三、冠心病治疗药物的那些事儿，一张表就搞定了！

规范的药物治疗是稳定冠状动脉斑块、改善心脏供血、防治冠心病复发的基础。常见的冠心病治疗药物有如下几类，医生会根据不同患者的病情给予适合的处方。

大类	药物分类	常用药物列举	机制
减少症状，改善缺血	β受体阻滞剂	美托洛尔（倍他乐克）、比索洛尔（康忻）、普萘洛尔（心得安）	减慢心率、降低血压、增加运动耐量、减少心绞痛发作
	硝酸酯类	硝酸甘油、欣康	减少心肌耗氧量、改善心肌灌注、缓解心绞痛
	钙离子拮抗剂	氨氯地平（络活喜）、硝苯地平（拜新同）	缓解心绞痛、增加运动耐量
		曲美他嗪	调节心肌能源底物、抑制脂肪酸氧化、优化心肌能量代谢
		尼可地尔	改善微血管功能、扩张冠脉

续表

大类	药物分类	常用药物列举	机制
预防心梗，改善预后	抗血小板聚集	阿司匹林	抗血小板聚集的作用
		氯吡格雷	减少ADP介导的血小板激活和聚集
		替格瑞洛	减少ADP介导的血小板激活和聚集
	降脂	他汀类（立普妥、可定）	改善内皮细胞功能、稳定斑块
	ACEI	贝那普利、卡托普利、培哚普利	抑制心室重构、延缓动脉粥样硬化进程
	ARB	氯沙坦钾片	
中药	活血化瘀类中药	丹参、红花、川芎、蒲黄、郁金、丹参滴丸、脑心通	活血化瘀通络
	芳香温通类中药	苏合香丸、保心丸、麝香保心丸	芳香通脉

四、支架植入术常见疑问最全讲解

对于斑块形成导致狭窄甚至堵塞的冠状动脉血管，医生可以通过疏通血管使血运重建的手术方式来改善心脏心肌供血，为患者带来康复的希望。冠心病的手术治疗，成熟的方案有冠状动脉介入手术和搭桥手术。

第一种手术俗称支架植入术。医生通过手腕处的桡动脉或大腿根部的股动脉，经皮肤穿刺，把导管顺着动脉血管一直送到心脏的冠状动脉，经过造影显示狭窄部位的血管，把导管末端的球囊充气，撑开狭窄的血管管腔，接着再放置一个金属网状支架，这个支架将牢牢地贴附在血管里，起到保持血管再通的作用，使心肌恢复血液供应。由于只是穿刺皮肤，术后充分止血后，经桡动脉的手术患者很快就可以下床活动，经股动脉的则需要数小时压迫止血才可以下地行走。当然，球囊扩张和支架植入只能解决相对粗的血管的堵塞，对于比导管还细的血管是无法起作用的。

第二章　冠心病居家康复的秘笈在这里

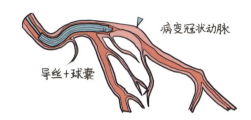

支架植入术后

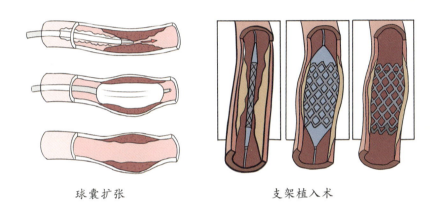

球囊扩张　　　　　　　支架植入术

五、冠状动脉搭桥手术原来是这么做的

对于血管病变广泛、比较复杂的患者，医生会考虑进行冠状动脉搭桥手术。手术的方式是使用患者自身的血管（例如胸腔里的内乳动脉、下肢的大隐静脉、上肢的桡动脉等），在主动脉和病变的冠状动脉间建立一条旁路（即搭桥），使血液跨过病变部位直接流到冠状动脉远端供应远端心肌。这种手术常规需要开胸，

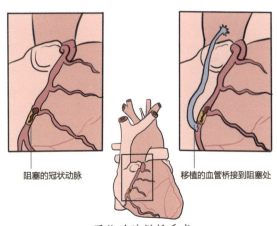

冠状动脉搭桥手术

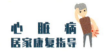

手术后需要一段时间才能恢复。随着手术技术的进步,现在已经可以通过胸腔镜在胸部打小孔来进行手术,在心脏不停跳的情况下搭桥,这样的微创手术可以使患者恢复得更快。

六、心脏康复的运动处方——运动疗法

对于冠心病患者,虽已经采取了改变不良的生活方式、控制危险因素、规律药物治疗等措施,甚至开通了病变的冠状动脉,但仍然是不够的。冠心病的心脏康复包括三大块:健康教育、运动疗法、饮食疗法。

坚持适当的运动可以提高心肺功能,增强体力,改善情绪、高血压、高血糖、脂质代谢、肥胖等动脉硬化危险因素,提高副交感神经活性(进入放松状态),调整身心状态,提高生活质量。

我们将在下面的章节重点讲解心脏病患者如何安全有效地进行运动锻炼。

第五节　您会正确"吃药"吗

古话讲:是药三分毒,会不会吃药很重要。药是治病救人的良方。然而我们在用药的过程中,存在着很多误区,使药效大打折扣,甚至适得其反。接下来就是验证您会不会吃药的时刻了。

冠心病是一种慢性疾病,我们的心脏会受到各种危险因素的综合影响,所以我们需要坚持二级预防,即防止已经存在的心血管疾病复发。

年龄是我们无法逆转的因素,而高血压、高血脂、糖尿病等疾病也是慢性病,都是需要我们坚持治疗的因素。这些疾病都是需要以健康的生活习惯和必要的药物治疗为基础的。

坚持服用药物的主要目的为:保护心脏和冠状动脉,减少冠心病出现的症状,降低再入院率,降低死亡率。药物虽然有一定的毒副作用,但总体来说,治疗得到的好处绝对是大于坏处的。

第二章　冠心病居家康复的秘笈在这里

一、用药"姿势"有讲究，您知道吗

不同的药物，服药"姿势"有讲究。要使药物发挥最佳的治疗效果，减少药物治疗带来的副作用，谨遵医嘱才能使药物使用得安全、有效。

1. 降压药

应用降压药物应达到以下3个目的：①平稳控制昼夜整体血压水平；②有效抑制清晨时段血压的快速上升；③维持夜间血压的适度下降。

医生会根据每个患者的血压特点、降压目标、是否有肝肾功能异常、是否合并高血糖及冠心病等来选择药物。大多数情况下，医生会选择作用比较平稳的长效或缓释片，这类药物服用方便，一般1天1片即可。第1次服药应在清晨醒后即刻服用，不要等到早餐后或更晚；最后1次应在19:00前，不要等到睡前或更晚，避免血压过低，增高夜间脑卒中发病的风险。如果一种药物控制血压效果不好，医生会选择2种甚至3种或以上的药物联合使用，使血压稳定以及减少副作用。降压药物对胃肠道的影响微弱，故不需要吃完食物后再服药。服用大多数药物时，都不要喝酒，调味料酒也不能喝。酒会引起血管扩张，与利血平等降压药同用，易造成低血压，严重时可危及患者生命。

2. 降糖药

小小降糖药，服用有讲究。患者通过饮食治疗及适量运动后血糖仍未得到控制时便需要服用降糖药。"糖友"应该学会忌口，如果平时饮食不当，会加重病情。降糖药服用时间比较特殊：格列吡嗪等磺脲类短效药物需要在餐前30分钟服用；阿卡波糖等α葡萄糖苷酶抑制剂需要在用餐前即刻整片吞服或与前几口食物一起咀嚼服用；盐酸二甲双胍普通片需要餐时或餐后服用，控释片则每日1次或2次在餐前30分钟服用，肠溶片则需要在餐前15~20分钟服用。有人问，如果已经在吃饭了，而忘记服用上述降糖药，需要加服吗？阿卡波糖和二甲双胍是可以加服的，但是要注意胃肠道的不良反应，这时候也需要测量餐后血糖波动情况，若血糖大于13.9mmol/L，有头晕、黑蒙等症状，应及时就医。

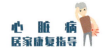

3. 预防血栓形成的药物

常用的防止血栓形成的药物有阿司匹林和氯吡格雷。阿司匹林是需要终身服用的；根据手术方式和支架类型的不同，医生会建议联合使用氯吡格雷三个月、半年、一年，甚至更长时间。

阿司匹林：推荐使用肠溶片。阿司匹林肠溶片是心脑血管疾病一级和二级预防的基础药物，价廉物美，受众众多，服用后对胃肠道的副反应较少。由于阿司匹林作用持续时间达24小时，所以需要每天定时吃，一般建议早餐前服用。如果是有消化道溃疡、胃出血病史的患者，服用时需要留意腹部症状，同时可以加服胃肠保护药物。

氯吡格雷：每天1片，如果有消化道病史的患者，需要加服护胃药物。

4. 常用的降脂药

服用降脂药1个月就可以瘦得身轻如燕？不！请千万别相信"神医"的所谓"神药"。常用的降脂药有他汀类如辛伐他汀、阿托伐他汀、瑞舒伐他汀等，其中辛伐他汀建议晚上服用，其他他汀类则白天或晚上服用都行。这类药物可能会影响肝功能和肌肉，医生会通过检测肝功能和肌酶来监测其副作用。当服药过程中出现肌肉酸痛时要告诉医生。除了他汀类，还有针对甘油三酯的降脂药和抑制肠道吸收作用的依折麦布等类型的调脂药。

5. 倍他乐克或比索洛尔等药物

倍他乐克或比索洛尔等药物的主要功能是减慢心率，减少心肌的耗氧量，起到保护心脏的作用。服用这类药物后如果没有头晕、黑蒙、出汗、心慌等不适，平均心率可以控制在60次/分左右，这样可以最大限度地减少心肌耗氧量，提高运动耐量。

6. 硝酸酯类药

医生会根据是否有血管痉挛，来配合使用该类药物，该药也可以作为心绞痛时的缓解药物。

二、药物的副作用

药物种类	不良反应	药物绝对禁忌证
β受体阻滞剂	心率慢、低血压	严重心动过缓、高度房室传导阻滞、窦房结功能紊乱、痉挛或哮喘
硝酸酯类药物	头痛、面部潮红、心率反射性加快和低血压	严重主动脉瓣狭窄或肥厚型梗阻性心肌病
钙离子拮抗剂	外周水肿、便秘、心悸、面部潮红、低血压、头痛、头晕、虚弱无力等	老年人、已有心动过缓或左心室功能不良患者避免与β受体阻滞剂联用
血管紧张素转化酶抑制剂	干咳、低血压和罕见的血管性水肿	收缩压<90mmHg、肾衰竭、双肾动脉狭窄和过敏者
阿司匹林	胃肠道出血、过敏	急性胃肠道出血、凝血功能异常、血小板减少
波立维	胃肠道出血	
他汀类降脂药	肝肾功能损害	肝肾功能严重损害

第六节 放了支架，搭了桥，还需要养路和护路吗

一、支架／搭桥能解决什么问题

冠状动脉支架植入和搭桥手术的目的是直接开通闭塞或狭窄的冠状动脉，增加冠状动脉血供，使远端的心肌重新得到供血，挽救缺血缺氧的心肌，改善心脏泵血功能。这种"贴心全攻略"让人心服！但是，由于年龄的增长，如果引起血管粥样硬化的因素仍然存在，冠状动脉血管还是会再狭窄的。另外，血管内的支架也有血栓形成的风险，搭桥的血管桥也会发生狭窄甚至闭塞。所以把这些血管通路养好、护好是非常重要的。

二、如何养护好冠状动脉这条"路"

常言说，三分治七分养。守好五道防线，会让更多的人拥有一颗充满活力的心。这五道防线是：首防发病，二防事件，三防后果，四防复发，最后是防心力衰竭。

养：按医嘱服用冠心病二级预防药物、改变不良生活方式、控制血压、控制血糖、控制血脂、控制体重都是养的方法。

护："苟有恒，何必三更眠、五更起；最无益，莫过一日曝、十日寒。"这是明代著名理学家胡居仁的著名自勉对联，沿用到对冠心病的治疗也一样是真理。服药不能三天打鱼两天晒网，吃几天停几天。临床常见一些出院后服药7天就停药，1~3个月后再次因为心肌梗死入院治疗的患者，此时患者心脏再次受到打击，泵血功能再次受挫，心源性猝死概率呈指数上升。

没有"养和护"，冠状动脉或血管桥就要出大事！如果没有健康的生活方式，如果没有坚持药物治疗控制血压、血糖、血脂，如果没有抗血小板、调节血脂稳定斑块的药物保护血管支架以及血管内皮，那么就容易再次因为粥样硬化和血栓形成导致血管再次堵塞。

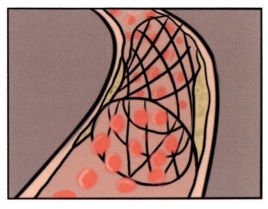

支架内血栓形成

第二章 冠心病居家康复的秘笈在这里

三、养路和护路的措施

冠心病养路和护路的核心内容，就是要养成并保持健康的生活方式，坚持规律的运动锻炼，保持良好的情绪；在医生的指导下服用保护心脏和控制危险因素的药物，并且要定期复查身体，使心脏这个发动机在一个良好的环境中运行。

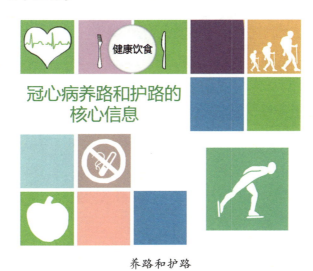

养路和护路

第七节 您了解您心脏的运动能力吗

一、运动时心脏和血管的反应

我们在运动时就像是汽车在行驶，除了需要发动机提供动力，还需要汽车的各个零件完美配合，才能使汽车跑得更快、更远。在运动时，人体除了需要增加心输出量，以供应肌肉需要的氧气和能源物质及运走肌肉产生的代谢产物，还需要通过体内的调节机制，减少对不参与活动的器官的血流分配，保证有较多的血流分配给运动的肌肉。

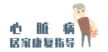

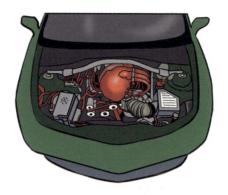

运动时的心脏和血管

二、常用的测试方法

很多医学检查是在安静状态下完成的。如果想了解心脏的能力，那么可以通过运动来增加心脏的负荷，以此来考验心脏的泵血能力；通过观察血压、心率、心电图甚至检测呼吸时吸入的氧气和呼出的二氧化碳，观察心脏是否缺血，或者有没有潜在的心律失常，这是非常有价值的。

例如，运动时心脏的心肌同样需要更多的血液供应，但如果是冠心病患者，供应给心肌的冠状动脉血管狭窄了，那么就会加重心肌缺血，心电图上可以观察到缺血的改变，甚至诱发严重的心绞痛。心脏的工作效率会因为心肌缺血而大大降低，表现为运动耐量下降。

在临床上，常用来评价冠心病患者的心脏运动能力的测试方法主要有心电运动负荷试验、心肺运动负荷试验和六分钟步行试验。

1. 心电运动负荷试验

这个检查一般是在电动跑台上进行的，所以俗称"平板运动试验"，也可以在功率自行车上进行。在严密的心电图和血压等医疗监护下，受试者在跑步机上开始慢慢步行，逐渐增加电动跑台的速度和坡度；如果是在功率自行车上进行，一般是匀速蹬动逐渐加重的自行车。通过运动，使心跳达到预测的年龄最大心率的85%以上，或者受试者觉得非常疲劳，就可以终止测试了。当然，如果测试过程发现了不正常的情况，测

第二章 冠心病居家康复的秘笈在这里

试也会提前终止。医生根据患者运动耐量的级别,以及运动中是否有心肌缺血、心律失常,可以发现更多潜在的心脏问题。

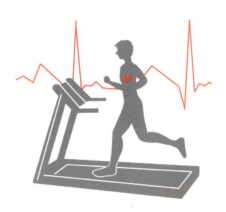

平板运动试验

2. 心肺运动负荷试验

这个检查可以在跑台或单车上进行,医生除了能够检测出我们的运动耐力、是否存在心肌缺血、有没有心跳紊乱,还可以同时监测运动过程中每一次呼吸时的氧气和二氧化碳的量,通过测定最大摄氧量和无氧阈,从而准确评估心脏的工作能力。医生根据这些资料,再结合其他检查,例如心脏超声,就可以比较准确地给心脏病患者制订一个安全又有效的"运动处方":可以做多大量的运动,做什么样的运动,每周做几次,每次做多长时间。

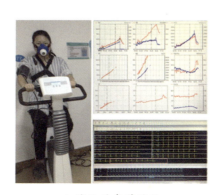

心肺运动负荷试验

3. 六分钟步行试验

对于还不适合做上述平板运动试验或心肺运动负荷试验的体质尚弱的患者来说，六分钟步行试验是比较适合的评估方法。在医疗监护下，患者只需要以比平时稍快的速度走六分钟就可以完成，医生根据该测试可以粗略地判断患者的心脏功能。该试验是一项简单易行、安全、方便的试验，试验运动强度接近日常生活。

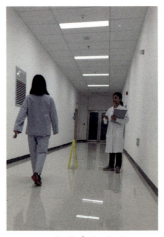

六分钟步行试验

具体方法：在一段安静的、空气流通的走廊（长20~30米），在两头及中间各放一把椅子，用作标记以及让受试者休息。测试前先熟悉测试过程和测试环境，了解测试目的，然后尽最大可能地用我们平常的步行速度在走廊里来回行走，在6分钟内步行完所能完成的最大距离。务必牢记，在运动试验前、试验后，我们均需要检测心率、血压和呼吸频率，必要时检测血氧饱和度等。若测试过程中出现明显的症状，如头晕、心绞痛、气短和晕厥等，应立即停止测试。医生通过六分钟行走的距离，来评定患者心脏的工作能力，指导其运动。

三、了解运动耐量

评估身体活动能力最好的值是代谢当量（MET）。一个代谢当量相当于每个人在休息时身体需要消耗的基本的氧量。每分钟每千克体重需消耗3.5毫升氧，这就是一个代谢当量。心肺运动负荷试验测得的最大摄氧量就可以换算成这个值。当我们的活动量增大时，需要心脏发挥更大的作用，输送更多的氧，即更高的代谢当量来满足我们身体的需求。所以，代谢当量是反映身体活动能力最好的指标。

下面的图可以帮助我们了解，随着身体运动耐量的增强，我们可以生活得更精彩。

第二章 冠心病居家康复的秘笈在这里

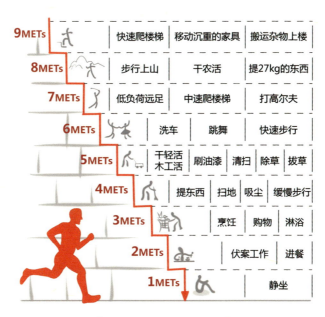

日常生活活动消耗的代谢当量

我们可以看到，如果要满足日常生活，我们需要身体达到 5 个代谢当量（5METs）；如果要正常的生活，则需要达到 10 个代谢当量（10METs）。

四、给自己的心脏打分吧

冠心病患者不仅需要由医院专业人员进行心脏运动能力评估，在家里更应该学会自我监测脉搏、血压、血糖、体重等，这些都是观察身体变化的重要指标。

1. 脉搏

正常成人的脉搏为 60~100 次/分，老年人较慢，为 55~60 次/分。运动后，脉搏会随着运动强度递增而有所增加，不用太担心。

脉搏是心脏跳动的晴雨表。脉搏，生命体征之一，您关不关注它都在。正常的脉搏是整齐的，如果觉得心慌，触摸脉搏不规整，可能是有心律失常，例如期前收缩。这个问题需要反馈给您的医生，查清楚您的心脏是不是跳得不整齐了。

平静时，右手食指、中指指端表面轻压于左侧腕部外侧动脉搏动明显处，计时1分钟，计数脉搏。

测脉搏

2. 血压

正常成人收缩压为 90~130mmHg，舒张压为 60~90mmHg。老年人的血压会偏高，一般不超过 140mmHg。血压相对正常和平稳是保证我们身体供血，又不会过分增加心脏和血管负担的基础。

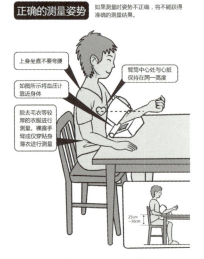

测量血压的正确姿势

血压分级

类别	收缩压（mmHg）	舒张压（mmHg）
正常血压	<120	<80
正常高值	120~139	80~89
高血压	≥140	≥90
1级高血压（轻度）	140~159	90~99
2级高血压（中度）	160~179	100~109
3级高血压（重度）	≥180	≥110
单纯收缩期高血压	≥140	≥90

3. 血糖

空腹前或餐前、餐后、餐后 2 小时为三个监测点。那么血糖标准值是多少呢？正常值为空腹血糖 <6.1mmol/L，餐后血糖 <9.4mmol/L，餐后 2 小时血糖 <7.87mmol/L。如果超出范围，需要反馈给医生。已有糖尿病者，不能强求降到此正常值，不然，容易引起低血糖症状。

4. 体重

您是要身轻如燕，还是做一个扛不起的人？定期测体重，控制体重，预防超重和肥胖。

第八节 患了冠心病，仍然要运动

一、运动对心脏益处很大，您知道吗

运动对心脏益处那么大，前提是掌握方法！赶紧看看专家是怎么说运动的！

有目的、适度而有规律的运动，不仅能促进全身血液循环，改善血管内皮功能，稳定冠状动脉斑块，降低血栓栓塞的风险，还能促进侧支循环建立，改善心功能，增加心脏储备能力，降低冠心病患者再住院率和死亡率。运动除了能让心血管更强壮以外，还可以消除冠心病患者的焦虑、抑郁情绪，增加患者的生活信心和兴趣，可以说是"牵一发而动全身"的好项目。

有些做了支架或冠脉搭桥的患者比较担忧运动时"支架会不会掉"和"心脏病会不会又犯了"。其实只要是科学的运动，对心脏都是安全而有益的。

在心脏支架手术中，一般采用的是合金材料做成的支架，它具有很强的支撑、耐腐蚀和塑形记忆能力，而且术中操作扩张支架时所给予的高压力，能使支架紧紧地镶嵌于冠状动脉壁上，不会轻易移位。在搭桥

手术中，利用身体自身的动脉或静脉在主动脉根部建立起一座血管"高架桥"，跨过狭窄或堵塞的血管，将血液灌注到缺血的心肌。无论是放支架或者是搭桥，血管内皮或者血脂斑块都有可能慢慢增厚而可能发生再狭窄，所以都需要进行预防。控制好冠心病的危险因素，把血压、血脂、血糖控制在安全范围，同时保持运动，可以延缓内皮增生，增加冠状动脉侧支循环，让心脏保持正常的血液供应。

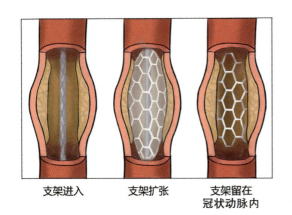

支架进入　　支架扩张　　支架留在冠状动脉内

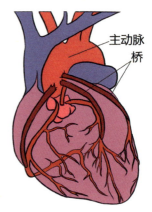

主动脉
桥

二、冠心病患者不宜运动？别闹了

习惯了以车代步的您，运动量还能保证吗？您知道运动不足是潜在的健康隐患吗？专家说：动比静好！有氧运动、耐力运动、抗阻运动、灵活性与柔韧性运动都可以！开始居家运动之前，冠心病患者应先通过专业人员的运动测试，并按照测试结果制订出运动处方，同时需要征得医生的同意后方可实施运动计划。在医生的指导下，冠心病患者应学会自测血压、心率和 Borg 自我感觉用力评分分级法来确定运动的强度是否适中，并学会鉴别身体对运动的各种正常和不正常反应。回家后，患者应根据医生的运动处方进行自我运动，并记录心率、血压、自我感觉劳累评分和症状，定期随诊，调整运动处方。

怎么动？在医护人员的帮助下，制订适当的运动处方。活动前，要

第二章 冠心病居家康复的秘笈在这里

做好热身及各方面的准备工作。热身是启动身体各个运动功能的前奏，不但要使肌肉关节得到预热，重要的是使心脏也得到必要的热身。运动者必须重视，持续 5~10 分钟的热身才能激活身体运动功能。开始运动时，以有氧运动为主，抗阻运动为辅，坚持 30~60 分钟（可分成几次来做，每次做完休息一会儿再继续）。活动后，应通过整理活动充分放松，避免运动突然开始或突然停止，放松活动应持续 5 分钟以上。

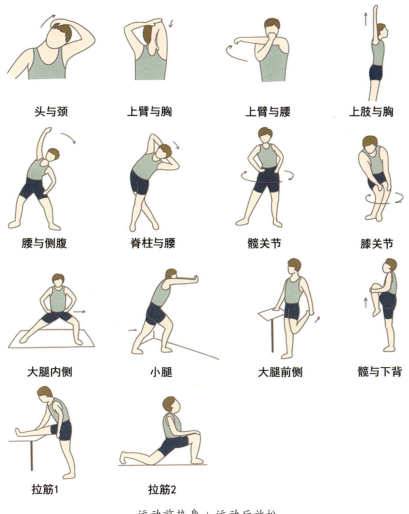

运动前热身 + 运动后放松

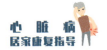

所有运动对健康的益处不是一蹴而就的。冠心病患者每次运动的强度应该把握得当。建议患者从 50% 的峰值摄氧量或 50% 的最大心率开始运动，运动强度逐渐达到 80% 的峰值摄氧量或 80% 的最大心率。Borg 自我感觉用力评分分级法推荐达到 11~13 级，即感觉稍稍有点劳累；对于运动低危的患者可以短时间接受 14~16 级，即从轻松到稍费力。

我们可以通过心率和自我感觉来衡量运动强度，比如，有氧运动时，运动强度和心跳的次数呈正相关，即运动强度越大，心率会越快。所以我们可通过下列方法确定家庭训练的运动强度。

1. 美国心脏协会 AHA 方法

预计最大心率 =220 – 个人年龄

此时，我们的强度目标只需达到预计最大心率的 70%~85% 即可。

2. Karvonen 方法（心率储备法）

先计算出预计最大心率，此时预计最大心率 =220 – 年龄，然后再用下列公式计算出靶心率，此时我们的运动强度只需达到靶心率即可。

靶心率 =（预计最大心率 – 静息心率）×(0.6~0.8)+ 安静时心率

3. Borg 自我感觉用力评分分级法

此方为 Gunnar Borg 于 1998 年提出的，因此称为 Borg 自我感觉用力评分分级法。

自我感觉用力评分法

计分	自觉的用力程度
6	
7	非常非常轻
8	
9	很轻
10	
11	轻
12	
13	稍稍用力
14	

续表

计分	自觉的用力程度
15	
16	用力
17	
18	很用力
19	
20	非常非常用力

如何判断运动强度是否合适？判断运动强度是否合适最简单的方法是：运动后稍出汗，轻度呼吸加快，但不影响对话，全天感觉舒适，无持续的疲劳感；无症状或原症状未加重，饮食、睡眠良好。运动后脉搏、血压不能在 6~8 分钟内恢复者，说明运动量过大，应及时加以调整。若脉搏次数不增加或增加较小，说明运动量不足，不能达到治疗目的，应逐渐加量调整。运动时间是指每次达到训练强度的时间，一般为 10~30 分钟。训练频率是指每周训练的次数，一般每周训练 3~5 次，如果身体较为强壮，可坚持每天训练。通过讲解，大家是不是觉得判断自己的运动强度是否合适其实并不是很难？可是有很多朋友在运动的时候都没有注意到这点，因此运动的效果才会不佳。希望大家在运动的同时做个"有心人"，多关注自己的身体，听听身体发出的"声音"。

运动时，冠心病患者应随身携带急救药品，如硝酸甘油等。出现心绞痛等症状，休息也不能缓解时，应及时舌下含服药物。运动中一旦出现呼吸困难、胸闷胸痛、比较疲乏或其他症状，应立即停止运动，并求助于医生。

三、什么情况下运动不安全

运动中的安全知识，您和家人一定要知道，不然会出大事！实际上，并不是所有的冠心病患者都适合马上运动。当急性心肌梗死、不稳定型心绞痛、心功能不全失代偿期、Ⅲ度房室传导阻滞、中度以上瓣膜病、不能控制的心律失常症状出现时,应暂时停止运动,及时就医,此时可让家属给患者做些被动的活动。即使病情稳定了,当遇到以下5种情况时,也应立即停止运动。

(1)活动时出现明显疲劳、心前区疼痛、大汗、心悸、气短等症状。

(2)休息时心率 > 110~120次/分或比平时增加20%。

(3)活动后收缩压不升或下降10mmHg。

(4)如有心电图监测,示ST段缺血性下移≥0.1mV,上抬≥0.2mV。

(5)出现严重心律失常。

四、哪些运动适合心脏病患者

运动能增强身体功能,尤其是有氧运动能提高心肺功能,这都已经是被大众认可了的。那么有心脏病的人适合做哪些运动呢?适合冠心病患者的运动有许多,其中主要是以有氧运动为主,应占总运动量的70%,以抗阻运动、柔韧性运动为辅,搭配进行。下面介绍几种常见的运动。

1. 步行

步行被誉为21世纪最好的锻炼方法之一。不要以为健步行走就是简单的下肢运动,它是最好的长寿药。在平地上走步,适合于大多数的冠心病患者。冠心病患者可以一边步行一边调整运动的强度,运动强度可以用步行的速度调整。除了平地走步,上坡、爬楼梯也是步行的方式,此时运动强度会比较大,应注意调整呼吸,不可强求。步行时步态要稳定,呼吸自然,防止跌倒。

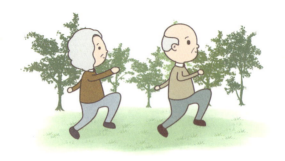

步行

第二章　冠心病居家康复的秘笈在这里

2. 慢跑

慢跑简单又安全，但是您跑对了吗？慢跑的强度、热量消耗比步行大，可以改善心脏功能，防止肺组织弹性衰退，预防肌肉萎缩。慢跑一直都被认为是比较健康的运动方式。那么，在慢跑的过程中有哪些要掌握的诀窍呢？慢跑时应先做好准备工作，穿合脚的运动鞋，跑步时保持轻松的步伐，注意地面和周围环境，防止失足跌伤。慢跑中也可交叉进行步行及肢体伸展活动等。

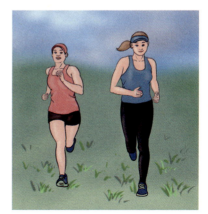

慢跑

3. 骑自行车

人生就像自行车，要用力才能前进。骑自行车可以促进血液流动，在提高心脏功能的同时，还能通过腿部的运动，把血液从末梢血管输送回心脏，同时强化了微血管组织，形成"附带循环"。

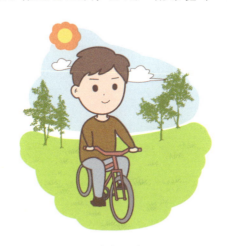

骑自行车

4. 游泳

游泳素有"运动之王"的美称，一池碧水足矣。游泳的好处，绝对不只是可以减肥和延寿那么简单！它对心血管系统的改善有相当重要的作用，冷水刺激、水的压力和阻力对心脏和血液循环可以起到特殊的作用，还能提高肺活量。如果冠心病患者对游泳不太擅长，在水中步行也可以。游泳前应做好热身运动，游完泳上岸后应注意保暖。

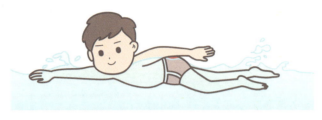

游泳

5. 抗阻训练

有氧运动处方是心脏病患者康复中最基本也是广泛被接受的治疗方式。事实上，日常生活和娱乐活动中都有很多需要抗阻力的运动。因此可将抗阻训练作为常规运动治疗的一部分使用，以增加肌力和肌耐力，提高心脏功能。

抗阻训练有哪些？冠心病的抗阻运动有如下两种：徒手运动训练，包括克服自身体重的运动，如仰卧蹬腿、腿背弯举、仰卧起坐、下背伸展等；运动器械抗阻运动，包括运用哑铃、沙袋、多功能组合训练器、握力器、腹力器和弹力带等进行的运动。

为了避免抗阻训练时收缩压和舒张压明显升高，可能诱发心律失常、心绞痛发作和左心室功能失常，抗阻训练的强度需要把握好。通常来说，老年人、长期久坐不运动的人，给予一次最大重量（1RM）的30%~40%，健康但很少运动的人给予IRM的60%~70%，接受过高度训练的人可以给予IRM的80%~90%。

第二章 冠心病居家康复的秘笈在这里

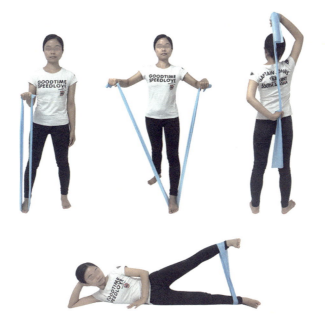

抗阻训练

关于一次最大重量（1RM），形象地说，就是您能用尽力气一次拿起某个重量的东西，但不能拿起第二次了，该重量即一次最大重量。显然，这个值需要由专业的医生或治疗师评定。如果没有这个测试，我们也可以用不引起憋气为宜的用力程度，用力时呼气，放松时吸气，就可以避免过度用力。

所以，合适的抗阻训练对心脏病患者的危险性是可以规避的。在中度至重度抗阻训练成为心脏病患者治疗常规前，需要医生和治疗师的专业指导，需要有更多关于心脏康复期进行这种训练类型的处方和安全观察。

五、持之以恒的运动

任何一项运动都需要持之以恒。现代都市人每天最好抽出一些时间来运动。运动不是比赛，量力而行是最好的，运动量既不能过多也不能少，但持之以恒却尤为重要，一旦选择好合适的项目就要终身坚持。随年龄的增加应适当减少运动时间和强度。如果随意停止训练，2周后心功能的改善就会开始减少，停止训练5周后锻炼的效果则失去一半甚至完全消失。

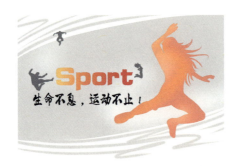

生命在于运动

> 其实每周训练5次反而比每周训练1~2次更容易坚持。因为被运动调动起来的身体，经过1~2天的休息会回归到"安逸"状态，这时再去运动，身体就会想起当时的"疲惫感"，反映到精神状态上就是"犯懒"，于是就觉得很困难。而保持较高的运动频率，会让身体更快速地熟悉运动的感觉，在身心还没有完全松弛下来的时候再次启动，疲惫感就没有那么强，慢慢地，身体便会开始享受运动带来的快感。冠心病患者居家运动时最好坚持每周约5次的训练，可让身边人帮忙提醒监督。

六、不看完这些注意事项，您怎敢出去运动

运动，要量力而行，不要勉强，更不要逞强。其实，运动也是一门技术活，只有掌握一些注意事项，才能避免在运动中受到更大的伤害。

1. 循序渐进。患者一定要从低强度柔和的运动开始，逐步增加运动量。

2. 患者应根据自己的年龄、病情、体力情况、个人爱好及锻炼基础来选择运动种类及强度。每次运动中可交替进行各种运动。

3. 老年人并发疾病多、症状不典型，更要注意勿运动过量并兼顾其他疾病的治疗。运动中可适当延长准备及整理时间。

4. 运动前不宜饱餐，穿着要舒适合体。

5. 运动后避免吸烟，避免马上洗热水澡。

6. 定期复查。康复医生评估患者健康状况后，会根据实际情况修改运动处方，使运动更加安全、合理。

第九节 重回"心"生，别让"冠心病"圈住你的生活

这不是鸡汤，是因为关"心"而发自肺腑说给您听的话！您真的敢理直气壮地说"我爱我自己""我很关心它"吗？

许多年轻的冠心病患者都比较担心从医院出院后能不能重返工作岗位，毕竟大多数患者都是支撑家庭的重要力量，需要养家糊口。患者病后能不能回归社会，继续从事以前的工作，或病后进行力所能及的工作是康复必须解决的问题。这就需要专业人员对其职业能力进行全面的评估，然后根据评估的结果和患者的意愿制订出相应的职业康复计划。

一、做好心脏康复，降低心脏病"返修率"

年轻的冠心病患者(50岁以下)在短暂住院的期间，功能失调并不严重，大部分患者都可以在出院后很快恢复工作。心脏康复的评估重点在于危险因素和恢复工作能力。

在医院时，康复专家在对冠心病患者进行运动负荷试验后，根据试验结果，将患者进行分级（冠心病患者的危险分级），然后给予患者特定的重返工作的建议（职业能量消耗水平）。

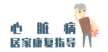

冠心病患者的危险分级

低危	中危	高危
运动或恢复期无心绞痛症状或心电图缺血改变	中度运动（5~6.9METs）或恢复期出现心绞痛的症状或心电图缺血改变	低水平运动（<5METs）或恢复期出现心绞痛的症状或心电图缺血改变
无休息或运动引起的复杂心律失常		有休息或运动时出现的复杂心律失常
AMI溶栓血管再通PCI治疗或CABG后血管再通且无合并症		AMI、PCI治疗或CABG后合并心源性休克或心力衰竭
无心理障碍（抑郁、焦虑等）		心理障碍严重
升VEF>50%	升VEF 40%~49%	升VEF<40%
功能储备≥7METs		功能储备≤5METs
血肌钙蛋白浓度正常		血肌钙蛋白浓度升高
以上每一项都存在时为低危	不符合典型高危或低危者为中危	以上项目存在任何一项为高危

职业能量消耗水平

<3METs	3~5METs	5~7METs	7~9METs	≥9METs
端坐（办公室）	摆货架（轻物）	户外木工，锯木	用铲挖沟	伐木
打字，低头工作	修车	铲土	林业工作	重体力劳动者
站立（店员）	轻电焊，木工	操作电动工具	干农活	重挖掘工作

测试后，医生常用最大摄氧量来评价冠心病患者的心肺功能和运动能力。最大摄氧量是什么？最大摄氧量是指机体呼吸、循环系统发挥最大功能水平时每分钟实际摄入并供组织细胞氧化利用的氧气量，就像汽车发动机的排量，摄氧量越大表示心脏的能力越强。一般来说，摄氧量在15~30岁达高峰，以后随年龄增加而下降，60岁时摄氧量仅是20岁时的2/3，而女性的摄氧量低于男性。冠心病患者运动的最佳强度约为60%的最大摄氧量，根据这一指标来指导患者进行职业康复训练。

二、与您的医生团队讨论工作能力

医生团队会根据试验结果为您制订相应的职业康复计划,其中,运动处方除了给予合适的运动强度外,运动形式应尽可能模拟工作中的活动模式,包括抗阻运动和有氧训练,如工作中有环境压力,则应让患者了解注意事项,监测其在相似的工作环境中的生理反应等。

很多人都认为康复可有可无,但是临床研究显示:康复医学在治疗某些疾病上,发挥着重要的作用。康复并不是单纯的被动治疗,只有患者积极主动地配合,医患双方共同努力,才能取得尽可能好的治疗效果,避免并发症、后遗症的发生以及功能的缺失。在医院时,冠心病患者应如实告知医生或专业人员自己生病前的工作情况,并积极参与职业康复计划。在康复过程中,患者要配合医生团队的安排积极康复,时刻关注自身的病情发展,定时向医生团队反馈康复情况,保持良好的沟通关系。在制订职业康复计划前,患者及家属可向医生了解患者的心脏功能情况,大约预知出院后的工作能力,并表达患者想从事的工作等,积极参与职

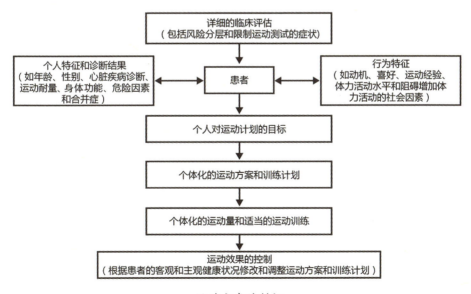

运动方案的制订

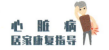

业规划。出院后，按照医生团队的建议保持锻炼，并逐渐开始工作。若是工作有不适应的地方，应及时联系医生团队，让医生团队及时修改职业康复计划。

三、提高运动耐量，过上更积极的生活

医生告诉您：运动是提高运动耐量最好的康复方式。冠心病患者如果能坚持按照医生团队制订的康复计划进行运动锻炼，那么两三个月后，患者就能感受到明显的身体改变，并且到医院复查时能够得到运动耐量、心功能、血液检查等良好的指标反馈。这些良好的效果能让冠心病患者认识到运动计划的重要性，能增强患者的主观能动性，提高自我管理意识，对后续的康复提供巨大的动力，促使患者尽最大努力去维持良好的身体状况。

另外，抗心绞痛药物治疗有助于冠心病的康复，能提高患者的运动耐量。临床推荐及早联合代谢治疗，以发挥更大的作用，如β受体阻滞剂、钙离子拮抗剂、硝酸酯类药物等。

第十节　居家生活要舒适，更要安全

一、睡眠

冠心病＋失眠＝？数完羊，数猪，数完猪，数牛……最后，天亮了……这种滋味，又有谁能体会？冠心病患者的失眠率显著高于普通人群，这对冠心病患者的预后和生活质量会造成非常恶劣的影响。而患者发生失眠与心血管疾病本身密切相关：心血管疾病的各种症状可导致失眠，心脑综合征可导致失眠，心血管药物可导致失眠，心血管手术后不适症状可导致失眠，因疾病发生焦虑和抑郁可导致失眠，睡眠呼吸暂停综合征

第二章 冠心病居家康复的秘笈在这里

可导致失眠,等等。有睡眠障碍的冠心病患者建议到医院进行系统的睡眠质量评估,严重者可配合药物及心理治疗等。

居家时,冠心病患者应建立良好的睡眠习惯,做到"三好":吃得好(均衡饮食)、睡得好(充足睡眠)、运动得好(适量锻炼)。还有一点尤为关键——远离烟草!

具体来说就是,首先,每天保证8小时有质量的睡眠。其次,注意晚餐不宜过饱,睡前不宜看内容过于刺激的节目;睡前最好能喝杯温牛奶或温开水,用温水泡脚及按摩双下肢,以促进血液循环,帮助睡眠。再者,注意睡眠体位,冠心病患者宜采用头高脚低右侧卧位,以减少心绞痛的发生;冠心病患者若病情严重,已出现心衰,则宜采用半卧位,以减轻呼吸困难,避免左侧卧或俯卧。最后,冠心病患者晨醒时不宜立即起身,应仰卧5~10分钟,进行四肢活动及深呼吸等,等身体活动开了,再慢慢坐起;起床后及时喝一杯开水,稀释因睡眠失水而变稠的血液,促进血液循环。值得一提的是午睡,每天午睡30分钟可使冠心病患者的心绞痛发病率降低30%。但午睡的时间不宜过长,一般不超过1小时。更要注意姿势,最好是卧床休息,不能坐着打盹,这种姿势会压迫胸部,影响呼吸,使患病的心脏负荷加重,且会引起脑部缺血。

二、洗澡

洗澡能帮助我们消除一天的疲劳。不过这样一个简简单单的事情,对于心脏病患者来说,却是另有讲究。冠心病患者能"安心"洗澡吗?任何冷或热的刺激都可使体内儿茶酚胺水平增加、心率加快、心肌收缩力加强,从而加重心脏负荷。所以冠心病患者在洗澡时,要注意选择时间和调整水温。

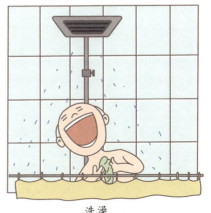

洗澡

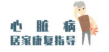

冠心病患者洗澡时的水温应在 25℃~40℃，不适合进行过热的热水浴和蒸气浴、桑拿浴等。在选择温泉或泡热水澡时，建议水位线要低于胸口心脏的位置，因为水位过高可能会造成胸腔压力增大，加重心脏负担。正确的做法是用温水先泡一下下肢等远心部位，使身体适应水温后再将胸口部位慢慢浸入温水中，在泡澡前后要注意补充水分。都是些小习惯，大家多多掌握，可以保障自己的健康，给自己的身体多加一层保险哦！

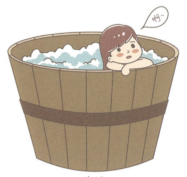

泡澡

冠心病患者洗浴时应注意，空腹或饱餐后（1小时内）、运动后及情绪激动时不宜洗澡。洗澡时注意保暖，但水温绝对不能过高。忌冷水浴，以防血压升高和心绞痛发作。注意通气和浴室内的温度（保持在20℃~25℃）。洗澡时要有人陪同，单独洗澡时门锁不能反锁，最好能随时呼叫到家属。洗澡时间约15分钟，尽量不超过半小时。

三、如厕

许多冠心病患者在上厕所时容易发生心绞痛或脑出血。为防止意外发生，冠心病患者在如厕时尽量选用坐便器；家里若没有条件改装，可以使用一个小凳子，或买一个专门用来排便的凳子。冠心病患者晚上起床上厕所时，记得披一件衣服，防止突然间从被窝里出来受凉，使血管收缩。

应维持正常的排便习惯，避免便秘，避免闭气用力解便。定时规律排便，一般在晨起或用餐之后最易排便。选择适合自己的排便时间，有规律地蹲厕所，不管有无便意，或者能不能排出，长期坚持就能形成定时排便的良好习惯。

四、季节变更

四季气温变化大,冠心病患者需当"心"!冬春季节是冠心病患者的"魔鬼季节",这时心绞痛和心肌梗死的发病率会增加。持续低温、阴雨和大风天气容易发病。严寒季节,冠心病患者不要忽视保暖,若受寒,可引起血管收缩,加重冠状动脉痉挛。此外,寒冷刺激还可使去甲肾上腺素分泌增多,血压升高。所以,冠心病患者冬季外出活动时最好戴口罩、手套和帽子;避免逆风行走;早上洗漱用温水;洗衣、洗菜时不要将手长时间泡在凉水里。

炎热的夏季也是冠心病高发的季节,因为夏季气温高,空气湿度大,人体水分大量流失,血液黏稠度增加,容易诱发冠心病。在夏季时,冠心病患者应注意防暑防晒,但也要注意调节室内温度,室内温度以25℃~27℃为宜,不要低于20℃,应经常开窗通风。同时应注意补充水分,每日饮水量约1500毫升,但以排尿量为准,多排多喝,少排少喝,尽量不喝冰水,防止出现急性心绞痛等。

五、出游

仁者乐山,智者乐水。一到小长假,一些朋友便外出旅游,但患有冠心病的朋友们心里却感到很"没底儿"。其实,冠心病患者在病情稳定的情况下,是可以外出旅游的。节假日出游时,冠心病患者应注意避免到人多拥挤的地方去,尤其是在感冒流行季节,以免受到感染。避免在太阳下暴晒、迎风疾走、紧张、激动,这些因素易使交感神经兴奋,使心率加快,血压升高,体循环血管收缩,外周阻力增加,心肌耗氧量增多,直接影响心脏本身的血液供应。出游时应注意保暖,出门时最好戴口罩,不要随意减少衣服。带上热水或温开水,必须随身携带必要的急救药品。应有人陪同,不可单独行动,防止突发心脏病时无人照料。

在出游聚餐时应注意,切忌暴饮暴食,尽量不饮酒或少量饮酒。出游时若出现头痛、头晕、体力不支或胸闷不适等,应向一起来的人说明

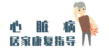

情况，切不可勉强支撑。若出现心绞痛等症状时，应立即含服硝酸甘油等急救药物，并找一处安静的地方休息。如果情况不能缓解应及时打电话联系医院。

六、应急

知道冠心病急性发作时的应急措施，关键时刻能救人一命！患者自己及家属掌握一些急救常识是非常重要的。冠心病患者如果出现胸痛、头晕、头痛、过度劳累、呼吸不畅、出汗过多、恶心呕吐以及脉搏不规律等症状，应立即停止活动，保持镇定。建议冠心病患者的口袋里常备硝酸甘油、速效救心丸等，一旦出现胸痛，马上舌下含服此类药物，并平卧。家属打开门窗，保持通风，并严格观察患者，情况严重的需要及时拨打急救电话。

如有心脏停搏、意识丧失的情况，应立即做心肺复苏。据资料显示，在救护人员赶到前迅速获得急救的患者，存活率会提高一到两倍，可是只有不到三分之一患者了解应该如何急救。

抢救的黄金时间一般是心脏停搏的四分钟之内，如果家属能够在现场第一时间施以援手，通过胸外心脏按压，让患者的心脏重新跳动起来，驱动血液流动，就可能为专业的救护赢得抢救的时机。

心肺复苏是危急关头挽救生命的重要手段之一，已经有无数的呼吸、心搏骤停患者被成功抢救。对普通人来说它只是一项急救技能，可能一辈子都用不上，但在危难时机用上，可能会使人受益一辈子。

心肺复苏操作很简单，它不需要任何设备，在任何时间任何地点，仅仅依靠一双手，一双经过急救培训的手就可能救人一命。心肺复苏的基本技术就是快速地胸外按压、打开气道和人工呼吸。

一个小知识，关键时刻能救人一命，下面这些措施您真的懂了吗？

1. 立即识别，紧急呼救

（1）当发现患者突然倒地，意识丧失，没有呼吸或仅有很微弱的呼吸时，应立即拍打其双肩，在他的两侧耳朵问：你怎么啦？你怎么啦？

第二章 冠心病居家康复的秘笈在这里

（2）如果患者没有反应，则立即呼救，让旁边的人打"120"急救电话。

2. 立即开始心肺复苏

心肺复苏有三个步骤，依次是胸外心脏按压、打开气道、人工呼吸。

（1）胸外按压：胸外按压的场景我们在影视剧里经常能看见，对医务工作者来说它更是驾轻就熟的"手艺"。然而，这看似简单的双手一压一松，不仅十分重要还需动作标准，否则会耽误抢救患者的时机。

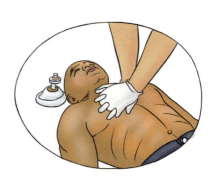

胸外按压手势

动作：双臂伸直，双手重叠十指交叉，掌心贴着胸骨下半部用力快速按压。按压部位：胸骨下半部；按压速率：每分钟100~120次；按压幅度：成人胸骨按下5~6厘米，保证每次按压后胸部回弹。

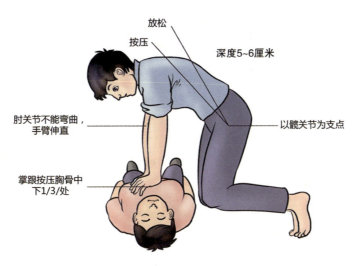

胸外按压方法

（2）打开气道：前些日子热播的一部医疗题材电视剧每集末尾的医疗常识为本剧加了不少分。不过，精彩的内容需要经受专业的考验，错误的常识可能会误导观众做出错误的救援。比如第二集的医疗小常识，打开气道的环节中，掐脖子的动作有误，这样的手法不但不利于打开气道，反倒会堵住气道。气道的正确打开方式是快速胸部按压 30 次后，紧接着打开气道。心脏停搏或昏迷的患者，舌根下坠会把呼吸道堵塞，需要用仰头提颏法使其头后仰，这样喉咙和咽部就通畅了。

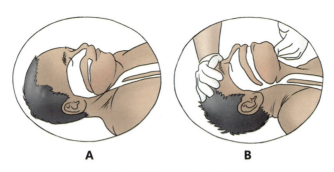

仰头提颏法打开气道

（3）人工呼吸：您也许见到过这样的场面，小伙跪地做人工呼吸救妙龄女子，竟被路人指责为流氓！要知道人停止呼吸几分钟，就会脑死亡。遇到呼吸停止的人，一定要抛开世俗观念，我行我上，救人要紧，别人的指责都无关紧要。人工呼吸是指人为地帮助伤病患者进行被动呼吸活动，使患者体内外气体交换，达到促使患者恢复自主呼吸的救治目的。正确的救助方法是以食指、拇指捏住患者的鼻孔，施救者用嘴包住患者的嘴，口对口吹气，以吹到伤者胸廓有起伏为宜。

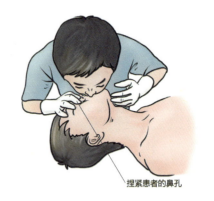

口对口人工呼吸

胸外按压 30 次，口对口人工呼吸 2 次，以胸外按压：人工呼吸 = 30:2 的比率循环反复。直到患者有自主呼吸或救护人员到来。

研究证明，在保持呼吸道通畅的前提下，不做口对口人工呼吸，只持续做胸外心脏按压,也能达到和常规心肺复苏一样的效果。

第十一节 请把您的负面情绪调成"静音"

冠心病发病时,患者剧烈的心绞痛及濒死感会导致患者产生应激状态。患者由于对疾病的威胁和预后并不十分了解,往往会产生焦虑情绪。而同时,患者意识到重病在身,由于对前途、家庭、经济等问题的担心会产生抑郁、焦虑等情绪。精神心理问题会诱发冠心病,冠心病也可导致精神心理问题,从而形成恶性循环,加重患者病情。

一个健康的人必定是一个快乐的人、一个会管理自己情绪的人。所以,凡事都要保持乐观豁达的心态,快乐是一天,不快乐也是一天,即使是冠心病患者,为什么非要焦虑苦恼呢?健康和情绪密切相关,懂得了这个道理才能身心健康,长命百岁。

一、识别自己的不良情绪

不良情绪是指一个人对客观刺激反应之后产生的过度体验。通俗地讲,负性情绪就是一类让人不开心甚至痛苦的情绪,包括焦虑、紧张、愤怒、沮丧、悲伤、痛苦、难过、不快、忧郁等情绪。

有一种东西,我们时常忽视它的存在,却又每时每刻都受它影响,它就是"情绪"。临床上,医生也总会叮嘱高血压病患者、冠心病患者要心平气和。因为,怒发冲冠对这些患者而言,可是一件危险的事。不良情绪主要包括两种情绪体现形式:一是过度性的情绪体验,它是指心理体验过分强烈,超出了一定限度,如狂喜、过分激动等。二是持久性的消极情绪体验,它是指在引起悲、忧、恐、惊、怒、躁等消极情绪的因素消失之后,但仍数日、数周,甚至数月沉浸在消极状态中,不能自拔。过度性的情绪体验和持久性的消极情绪体验都有严重的危害。

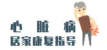

二、自我调整

不良情绪是对内心的提醒，它告诉您这段时间工作、生活上出现了一些问题，需要着手解决。我们要懂得把负面情绪调成静音，不动声色地继续生活。

人在适度、可控情绪范围内，如轻度愤怒、抑郁、焦虑等，交感神经活动和神经内分泌功能都会增强，一起调节不良情绪而避免生病。

不良情绪来袭，生活像按下暂停键，我该怎么找回快乐？建议您此刻打开电视，看看搞笑的片子如喜剧片，或者插插花、逗逗宠物、弹弹琴、听听歌，或者向自己信任的人倾诉出来。总会有办法让自己偷偷乐一乐，何乐而不为呢？

三、寻找专业帮助

有心理障碍的冠心病患者应主动联系心理医生，他可以帮您寻找内心的宁静，帮助您找回快乐的自己。医生可通过评估患者的精神心理状态，了解患者对疾病的担忧，患者的生活环境、经济状况和社会支持对患者病情的影响，通过一对一的方式或小组干预对患者进行健康教育和咨询，促进患者伴侣和家庭成员、朋友等参与对其进行干预。轻度焦虑和抑郁的治疗以认知行为治疗为主，对焦虑和抑郁症状明显者给予对症药物治疗或转诊至精神科专科治疗。

第十二节　患者随访有多重要？可能是生与死的差别

对患者进行诊后随访，不仅能满足患者对健康的需求，也能促进医院医疗服务质量的提高。

第二章 冠心病居家康复的秘笈在这里

一、定期随访的重要性

患者随访非常重要，随访内容除了患者现在的症状及自我监测的心率、血压、血糖、体重等，还应包括定期到医院复查。这样，医生和患者都能及时了解患者的各项风险控制情况以及观察治疗是否达标，了解患者是否出现了药物不良反应、是否需要调整药物及康复计划等。一般来说，冠心病患者应每3个月检查一次。冠状动脉介入治疗术后至少1个月、6个月、9个月、1年及2~5年都要定期检查。定期检查最好能定点，固定的医生对患者的病情更为了解，会给出正确的建议，如什么药物适合患者以及应服用多久，什么运动适合患者以及运动量等。

二、需要定期检查哪些项目

冠心病术后就可以高枕无忧了吗？没那么轻松，定期复查才能预防心脏病再次发作。

到医院定期复查的项目包括：血常规及凝血常规、血生化（肝肾功能、血糖等）、心电图、运动负荷试验，必要时选择动态超声心动图、冠状动脉造影或冠状动脉计算机断层成像（CT）等。

1. 血常规及凝血常规

行血常规及凝血常规以了解血液成分（白细胞、血小板及血红蛋白）及凝血功能情况。冠心病患者需要长期服用β受体阻滞剂、硝酸酯、调脂药、抗血小板药等多种药物，这些药物有可能影响白细胞、血小板及血红蛋白等。

2. 血生化

血生化包括肝肾功能及血脂、血糖检查，用来了解有无肝肾损害，以及血糖、血脂等危险因素控制的情况。冠心病患者多合并高血压、糖尿病等，这些疾病都可造成肝肾损害，加之药物的影响，需要定期监测。

3. 心电图

定期复查心电图，可及早发现有无新的心肌缺血、心律失常等情况。

尤其在患者有症状时，更应及时复查。

4. 运动负荷试验

运动负荷试验包括心电图负荷试验和心肺运动负荷试验，是评价心肌缺血复发或活动耐量的有效办法，能及时评估心脏功能情况，方便调整康复计划。

5. 超声心动图

冠心病患者定期复查超声心动图可了解心脏各房室腔大小、形态、室壁厚度及运动情况、瓣膜结构及功能等，对于评价患者心脏的整体结构和功能及有无再发心肌缺血具有重要意义。

6. 冠状动脉造影或者冠状动脉CT

这两项检查可以了解冠状动脉病变情况，指导下一步治疗。当冠状动脉严重堵塞时，患者就容易发生心肌梗死，甚至危及生命。此时应根据具体情况，选择支架介入或者冠状动脉搭桥手术治疗。

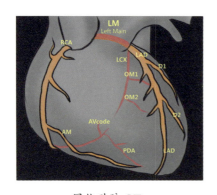

冠状动脉CT

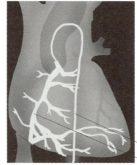

冠状动脉造影

三、需要向医生反馈的症状和体征

辛辛苦苦奔忙了一年，工作紧张、压力大、节奏快，每天的神经都绷得紧紧的，平时身体有个小病小痛的，都不怎么在意，也没时间在意，常常是挺一挺就过去了。很多疾病早期一般没有明显症状，很容易被人们忽视，错过治疗的最佳时机。遇到不适反应去医院时，请务必告诉医

第二章　冠心病居家康复的秘笈在这里

生这几个要点，真的很重要！例如，冠心病患者除了需要向医生反馈现在的症状及自我监测的心率、血压、血糖、体重等，还应该重点描述是否出现以下几种异常症状。

1. 突然出现胸口疼痛，特别是胸骨中上段后方疼痛，感觉就像被人往胸口重重地打了一拳，疼痛可能逐渐加剧甚至让您喘不过气来。具体说明有没有什么特殊原因引起您的疼痛，比如疲劳、紧张等；疼痛出现了多长时间，持续多久后开始缓解，做了什么来缓解疼痛；疼痛有没有放射到其他地方，比如上臂（特别是左上臂）、肩部、背部、脖子、下巴、牙齿或上腹部等部位。

2. 心动过速或过慢。请具体说明有没有什么特殊原因引起您的心跳异常，比如寒冷、受惊等；最好能记下心率数字，是否伴有头晕目眩、大汗淋漓等症状。

3. 出血症状。有的冠心病患者需要长期服用阿司匹林，有的植入支架的患者需要联合服用氯吡格雷，服用这些药物会有出血倾向。例如皮肤瘀斑、口腔牙龈出血，尤其是有消化道出血的风险，应注意有无上腹痛、恶心、呕吐、打嗝或胃灼热等容易和胃肠道疾病混淆的症状，并观察有无皮肤瘀斑、牙龈出血和黑便。

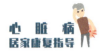

第三章 心衰！心衰！看一遍能记一辈子

第一节 难受……这就是心力衰竭

气短，胸闷，爬一层楼梯就喘不上气，得停下来休息一会儿，脚肿等各种难受，这些都是心力衰竭的症状。心力衰竭，就是我们常常听医生说的"心衰"，是由于各种原因导致心脏收缩或舒张功能受损，心排出量不能满足机体代谢的需要，器官、组织血液灌注不足，体循环和（或）肺循环淤血而引起的一组综合征，主要表现为呼吸困难、体力活动受限和体液潴留。通俗来说，就是心脏不能正常工作了。

各种心脏病随着疾病进展都有可能发展为心力衰竭，据《中国心血管病报告2017》报道，目前我国有心力衰竭患者1500余万人，心衰患病率随年龄增加显著上升；住院心力衰竭患者死亡率为5.3%，急诊急性心力衰竭死亡率为9.6%，其中63.5%在24小时内死亡，80.9%在48小时内死亡。因此，心力衰竭越来越受到大家的重视，了解什么是心力衰竭是非常有必要的。

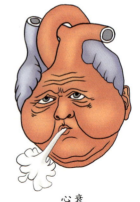

心衰

一、什么原因会导致心力衰竭

心肌病变、心脏长期负担过重、血管病变或代谢紊乱等会引起心脏泵血功能和（或）充盈功能减退，导致心脏对人体的供血不足，这就是我们所说的心力衰竭。在心力衰竭的诊疗过程中，准确查找病因至关重

第三章 心衰！心衰！看一遍能记一辈子

要。

几乎所有的心血管疾病最终都会导致心力衰竭的发生。心力衰竭常见的病因如下。

1. 原发性心肌损害

（1）缺血性心肌损害：冠心病心绞痛和（或）心肌梗死。

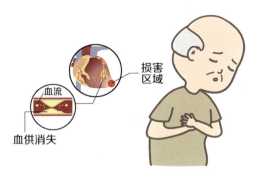

缺血性心肌损害

（2）心肌病或心肌炎：以病毒性心肌炎及原发性扩张型心肌病最常见。

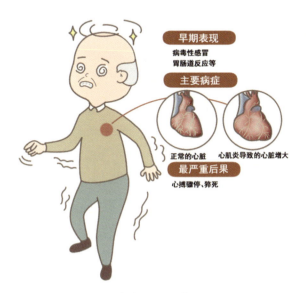

病毒性心肌炎

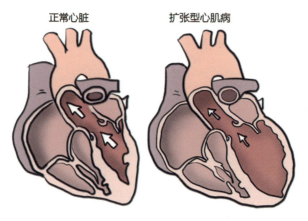

正常心脏与扩张型心肌病

（3）心肌代谢障碍性疾病：糖尿病、甲亢或甲减、心肌淀粉样变性，以糖尿病心肌病最为常见。

2. 心脏负荷过重

（1）压力（后）负荷：高血压、肺动脉高压、主动脉瓣狭窄、肺动脉瓣狭窄，其中高血压最常见。

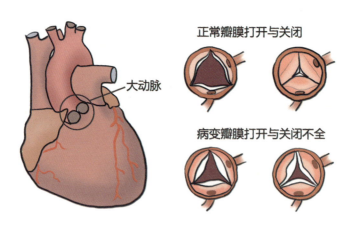

（2）容量（前）负荷：心脏瓣膜反流、先天性心脏病、甲亢、慢性贫血。

第三章 心衰！心衰！看一遍能记一辈子

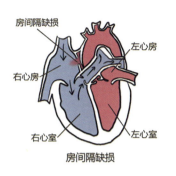
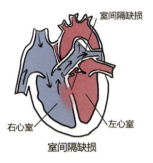
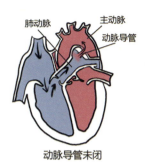

常见的先天性心脏病

由此可见，我们最熟悉的冠心病（包括心肌梗死）和高血压是最常见的心力衰竭高危发病因素。充分了解了心力衰竭的病因，才能更好地做好相关预防措施。一旦出现心力衰竭的表现，一定要引起足够的重视，积极就医。

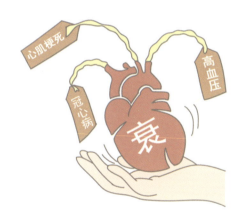

心衰高危发病因素

二、心力衰竭的常见诱因

在基础心脏病的基础上，一些因素可诱发心力衰竭的发生。常见的心力衰竭的诱因如下。

1. 感染

感染，特别是呼吸道感染，是最常见的诱因。

2. 心律失常

心律失常,特别是快速性心律失常如心房颤动(俗称房颤)、阵发性心动过速等是最主要的诱因。

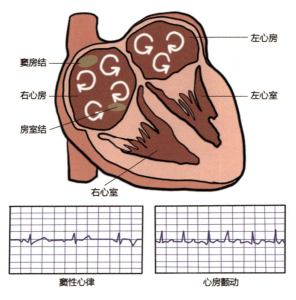

心律失常

3. 心脏负荷加大

妊娠、分娩、输液过多过快、摄入钠盐过多等。

4. 药物作用

如洋地黄中毒或不恰当地停用洋地黄、使用利尿剂等。

5. 不恰当的活动和情绪

过度的体力活动和情绪激动。

6. 其他疾病

肺栓塞、贫血、乳头肌功能不全等。

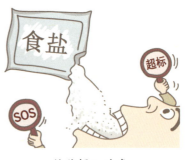

钠盐摄入过多

第三章 心衰！心衰！看一遍能记一辈子

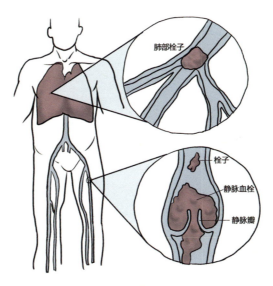

肺栓塞

三、心力衰竭有哪几种类型

心力衰竭有不同的类型，按部位可分为左心衰、右心衰和全心衰；按发生的缓急可分为急性心衰和慢性心衰；按心脏功能可分为收缩性心衰和舒张性心衰。

通常，心力衰竭分为不同的阶段，从起始（只有危险因素，尚未有心衰）到心衰终末期，发展的全过程可划分为4个阶段。

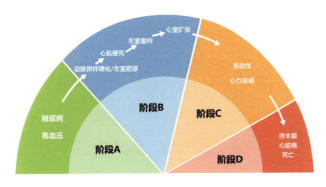

心衰的4个阶段

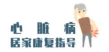

心力衰竭发生发展的各阶段定义及患病人群

	定义	患病人群
阶段 A（前心力衰竭阶段）	患者为心力衰竭的高发危险人群，但目前尚无心脏的结构或功能异常，也无心力衰竭的症状和（或）体征	高血压、冠心病、糖尿病患者；肥胖、代谢综合征患者；有应用心脏毒性药物的病史、酗酒史、风湿热史，或心肌病家族史者
阶段 B（前临床心力衰竭阶段）	患者从无心力衰竭的症状和（或）体征，发展成结构性心脏病	左室肥厚、无症状瓣膜性心脏病、以往有心肌梗死史者
阶段 C（临床心力衰竭阶段）	患者已有基础的结构性心脏病，以往或目前有心力衰竭的症状和（或）体征	有结构性心脏病伴气短、乏力、运动耐量下降者
阶段 D（难治性终末期心力衰竭阶段）	患者有进行性结构性心脏病，虽经积极的内科治疗，休息时仍有症状，且需要特殊干预	因心力衰竭须反复住院，且不能安全出院者；须长期在家静脉用药者；等待心脏移植者；应用心脏机械辅助装置者

四、发生心力衰竭后机体会有哪些改变

发生心力衰竭后，心脏泵血功能下降，可引起一系列血流动力学的改变。

1. 心功能变化

反映心脏泵血功能的指标降低，例如心排血量减少、心脏指数降低、射血分数降低、心肌最大收缩速度减低，心室舒张末期容积增大、压力增高等。

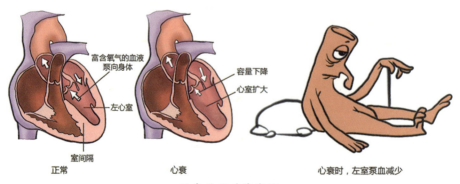

心衰后心功能变化

第三章 心衰！心衰！看一遍能记一辈子

2. 动脉血压变化

急性心力衰竭时，由于心输出量急剧减少，动脉血压会下降（高血压引起的心力衰竭除外，可出现血压明显升高），甚至会发生心源性休克。但在慢性心力衰竭时，机体可通过自身代偿活动，使动脉血压维持在正常水平。

3. 器官、组织血流量减少

心输出量的减少，可使动脉系统充盈不足，同时通过自身的反射引起小血管收缩，导致器官组织的血液量减少。

4. 淤血和静脉压升高

心力衰竭时，由于钠、水潴留使血容量增加，与此同时，静脉血回流发生障碍，故血液在静脉血管中发生淤滞，从而引起静脉压升高。

5. 心脏代偿

心力衰竭时，由于心脏排出的血液量不足以维持我们机体组织正常活动所需要的能量，这时就要动用"心脏的潜在能力"来弥补减退了的心脏功能。心脏的代偿反应包括：心率加快；心脏收缩能力增强；心脏扩张，包括紧张源性扩张和肌源性扩张；心肌肥厚，包括向心性肥厚和离心性肥厚。此外，还有心脏外代偿反应，包括血容量增加，血流量重新分布，红细胞增多，组织细胞利用氧能力增强。当心脏的代偿能力超过一定限度时，则出现以上失代偿的表现，出现明显的心力衰竭症状。

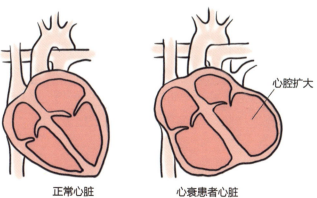

正常心脏和心衰患者心脏

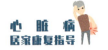

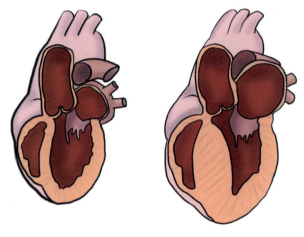

正常心肌和心肌肥厚

第二节 我女朋友说自己是心衰,请医生判断一下

有朋友提出了这样一个问题:请问心衰的患者有什么症状?我女朋友说自己是心衰,请医生判断一下是否有这个可能?她的症状如下:浑身无力,胸闷,大多数时候在电脑旁工作,而且下班还要忙。请问她是心衰还是只是累的?

一、有这些症状,可能是心衰

当出现突发不明原因的疲乏、运动耐力明显降低,劳动过后出现呼吸困难、在夜间突然发生呼吸困难又突然停止或睡觉需用枕头垫高头部,咳泡沫痰尤其是粉红色泡沫痰,不明原因的心悸、失眠、食欲不振、腹胀、夜尿增多、下肢水肿等症状,需警惕心衰,应及时就医。

第三章 心衰！心衰！看一遍能记一辈子

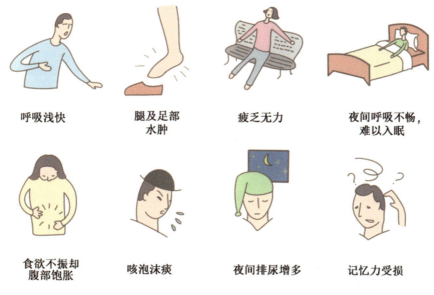

心衰症状

二、急性心力衰竭会出现什么样的症状呢

急性心力衰竭，常常指的是急性左心衰。起病急，病情可迅速发展至危重状态，主要表现为急性肺水肿和心源性休克。

1. 急性肺水肿

因短时间内心脏泵血功能下降引起心排血量急剧下降，肺循环压力急剧上升，导致血浆渗入肺间质，随后渗入肺泡内，影响气体交换而引起呼吸困难。表现为突然发生严重呼吸困难、需要端坐呼吸、喘息不止、烦躁不安并有恐惧感，呼吸急促，呼吸频率可达30~50次/分，频繁咳嗽并咳出大量粉红色泡沫样血痰；心率很快，医生用听诊器听诊可听到奔马律，两肺满布湿啰音和哮鸣音。

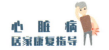

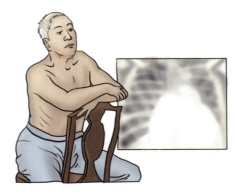

端坐呼吸

2. 心源性休克

（1）低血压：收缩压降至 90mmHg 以下，或原有高血压的患者收缩压降低 ≥ 60mmHg，持续 30 分钟以上。

（2）皮肤湿冷，苍白和发绀，心跳大于 110 次 / 分，尿量明显减少（少于 20ml/h），甚至无尿，常有烦躁不安、激动焦虑、恐惧和濒死感；收缩压低于 70mmHg，可出现神志恍惚、表情淡漠、反应迟钝，逐渐发展至意识模糊甚至昏迷。

以上两种情况均属于危重状态，死亡率很高，须进入重症监护室（即我们平时听到的 ICU 或 CCU）进行抢救和治疗。

三、别傻了！对待慢性心衰可不是"慢"就可以解决的

根据心衰部位不同，慢性心衰的症状有所区别，下面我们看看它们的区别。

1. 慢性左心衰的症状和体征

慢性左心衰主要是由肺淤血引起的。呼吸困难是左心衰最主要的症状，可表现为劳累性呼吸困难、夜间突发呼吸困难等多种形式，常常伴有运动耐力下降。医生检查可发现左心室增大、心跳时强时弱，有时可能出现心跳不整齐，听诊可闻及肺部啰音。

第三章 心衰！心衰！看一遍能记一辈子

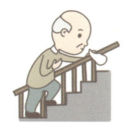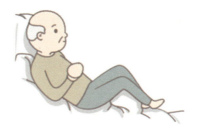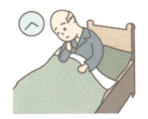

慢性左心衰

2. 慢性右心衰的症状和体征

慢性右心衰主要是由体循环淤血引起的。常常表现为腹部或腿部水肿，食欲下降、厌食或胃肠道不适、乏力、颈静脉怒张、心脏增大、肝大和压痛、发绀和胸腹水等。

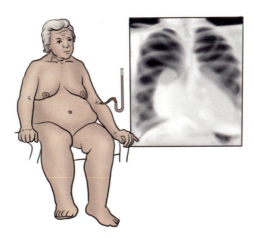

慢性右心衰

3. 全心衰的症状体征

全心衰多为终末期心力衰竭的表现，其症状和体征包含左心衰和右心衰的症状和体征。该类患者反复住院，可能需靠药物和（或）特殊心脏辅助器械治疗，甚至需要心脏移植治疗，预后极差。

第三节 别"伤心",这样可治心衰

一、治疗原发病

心衰常见的原发病包括:冠心病、高血压、心肌病、瓣膜病、先天性心脏病(房间隔缺损、室间隔缺损、法洛四联症)等。原发病的治疗是心衰治疗的根本。

二、为心脏减轻负担

当发生心力衰竭时,我们的心脏负担非常重,如同超载拉货的驴,大汗淋漓、气喘吁吁,跑得非常费劲。心衰治疗是心血管疾病治疗领域面临的严峻挑战!而治疗心力衰竭的药物可以帮助我们的心脏减轻负担,改善心衰的症状。

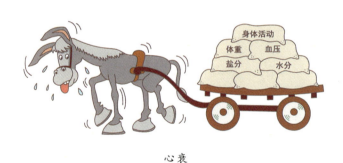

心衰

三、认识心衰,守护心脏

"扑通扑通"的心跳声是心脏正常工作的信号,一旦心脏出现问题,那将是生死攸关的大事。心衰是一种进展性的疾病,越早治疗,效果越好。如果不及时治疗,心衰的症状会越来越严重,每一次的加重都会给心脏带来不可逆的伤害。改善心衰症状的药物主要有:洋地黄类药物、利尿剂、血管扩张剂。

第三章 心衰！心衰！看一遍能记一辈子

1. 洋地黄类药物

洋地黄类药物包括毒毛花苷K、西地兰（静脉给药）、地高辛（口服药物）等。这类药物主要起强心作用，让我们的心脏"跑"起来更有劲，以保证泵出足够的血液供全身各大器官使用。

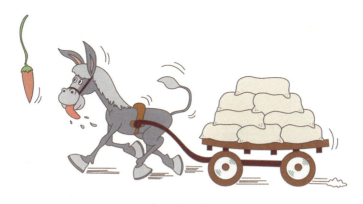

洋地黄类药物

2. 利尿剂

利尿剂的作用主要是利尿，促进电解质和水排出体外，减少心脏的负担，让心脏"跑"起来更轻松。常用的包括氢氯噻嗪、呋塞米（速尿）、安体舒通（螺内酯）等。

3. 血管扩张剂

血管扩张剂的作用主要是扩张外周动静脉，减少回心血量，也可减轻心脏的负担，心脏工作起来更轻松。血管扩张剂包括硝酸酯类（如硝酸甘油、单硝酸异山梨酯）、血管紧张素转化酶抑制剂（ACEI）（如培哚普利、雷米普利、贝那普利等带"普利"二字的药物）、血管紧张素受体阻滞剂（ARB）（如替米沙坦、缬沙坦、厄贝沙坦等带"沙坦"二字的药物）。

四、"黄金三角"让心脏"跑"得好一点

AECI/ARB、β受体阻滞剂、醛固酮受体拮抗剂，这三种药物被称

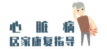

为改善心衰的"黄金三角",不仅可以改善心力衰竭患者的症状,还能改善患者的心脏功能,逆转心脏结构的改变,从而改善心力衰竭患者的生活质量和生存质量。

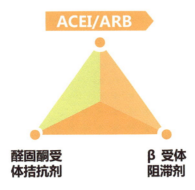

改善心衰的"黄金三角"

1. AECI/ARB

如前述。

2. β受体阻滞剂

常用的β受体阻滞剂有倍他乐克(美托洛尔片和美托洛尔缓释片)、比索洛尔片、卡维地洛等,其作用是让心脏"跑"得慢一点,心脏做功少一些,从而心脏消耗氧也少一些。此外,该类药物还有预防和治疗心律失常的作用,可以减少心脏猝死的发生。

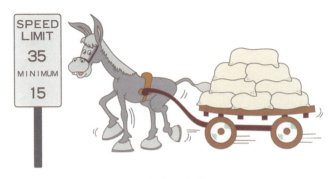

β受体阻滞剂

3. 醛固酮受体拮抗剂

除了前面提到的安体舒通,还有一种新型的药物——依普利酮,该药相对螺内酯副作用小,同时价格也较昂贵。

五、手术救"活"了他的心

1. 原发病的手术治疗

冠心病进行冠脉支架植入术(PCI)或冠脉搭桥术(CABG);瓣膜病进行瓣膜修补或置换术;房间隔缺损、室间隔缺损等先天性心脏病进行房间隔或室间隔缺损修补术等。

2. 心力衰竭的手术治疗

终末期心力衰竭患者可考虑手术治疗,包括心脏辅助装置、全人工心脏和心脏移植。

(1)心脏辅助装置:是将左心房或左心室的血流引入辅助泵体,经泵体驱动血流进入主动脉,完全替代左心泵血功能。经左心辅助后,左心室室内张力可降低80%,心肌需氧量降低40%,是纠正顽固性心衰和心脏移植前的一种理想治疗手段。

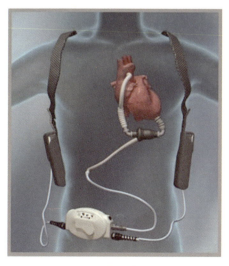

心脏辅助装置

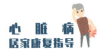

（2）全人工心脏：是一种用于代替心脏下部两个腔室的设备。这两个被替代的腔室被称为"心室"。如果心力衰竭到了晚期而导致两个心室都无法再发挥功能，就可能会利用到这种设备。

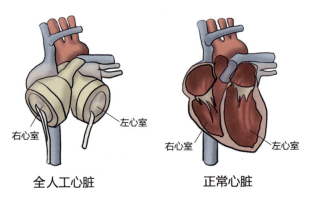

全人工心脏和正常心脏

（3）心脏移植，"换心"重燃希望：心脏移植主要是针对晚期充血性心力衰竭和严重冠状动脉疾病进行的外科移植手术，是将已配型成功的人类捐献心脏完整取出，植入所需受体胸腔内的同种异体移植手术。其实，心脏移植并不是心脏病的常规治疗方法，而是挽救终末期心脏病患者生命和改善其生活质量的一个治疗手段。

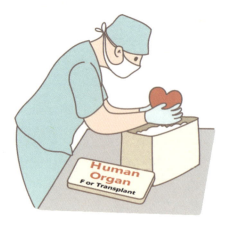

心脏移植

六、电生理治疗

若经过积极的药物治疗3~6个月仍无法纠正心力衰竭症状,经专科医医生充分评估后可考虑行心脏再同步化治疗。

重度心衰患者多存在心室收缩不同步,心脏再同步化治疗(CRT)通过双心室起搏的方式治疗心室收缩不同步的心力衰竭患者。对于心衰伴心室失同步的患者,这种治疗可以改善患者的心脏功能,提高运动耐量以及生活质量,同时显示出逆转左室重构的作用。

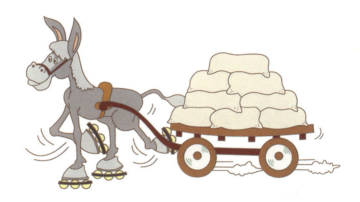

"心脏再同步化治疗"的形象比喻

七、心力衰竭患者的自我管理

1. 服药

将服药当作日常生活的一部分,坚持规律服药,定期到医院复诊,告知医生您的病情,方便医生随时调整药物。若感觉身体不舒服或服药后出现不良反应,切勿自行随意停药,应及时就医。若发生感冒、腹泻等不适,不要擅自服用非处方药物,须向医生咨询。

2. 饮食

低脂清淡饮食,少量多餐,忌饱餐和刺激性食物,多食新鲜蔬菜和水果,保持大便通畅,戒烟酒。

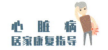

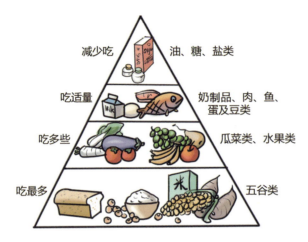

心衰患者饮食方案

3. 控制饮水

避免大量饮水，以免增加心脏负担。严重心衰的患者24小时饮水量一般不超过600~800毫升，应尽量安排在白天间歇饮用。

4. 限盐

限盐的程度根据患者心衰的程度和利尿剂治疗的情况而定。正常成人摄入食盐＜6克/天，心功能Ⅱ级者＜5克/天，心功能Ⅲ级者＜2.5克/天，心功能Ⅳ级者＜1克/天或忌盐。患者低钠饮食不仅是限制盐、酱油的摄入，还要限制含钠量高的食品如腌制小菜等。但过分的低盐饮食又会感觉乏味，可用糖、醋等做调味以增进食欲。

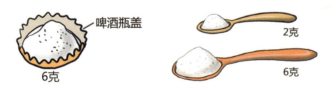

限盐量

5. 规律生活，保持心态平和。

6. 恰当的运动（详见本章第七节）。

7. 生活中避免诱发心力衰竭发作的诱因。

第三章 心衰！心衰！看一遍能记一辈子

高风险人群，一定要警惕诱发心衰的因素！！！

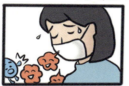
感冒受凉

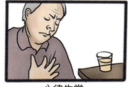
心律失常

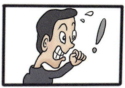
情绪激动，精神紧张

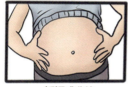
妊娠或分娩

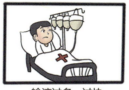
输液过多、过快

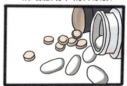
突然停药

心衰的诱因

第四节 心动力？让人"心"可测

谁说人心不可测，可测不可知？

谁又说可知不可信，可信不可求？

医生说：这样的"心灵鸡汤"只是在微信朋友圈图个消遣娱乐，不必当真。其实，掌握了现代医学知识和合理的医学手段，我们的"心"是可以测的。

一、运动时心脏和血管的反应

我们的身体是个有机的整体，每个"零件"都正常工作才能保证人体健康，任何一个"零件"出了问题都可能危害生命。有人认为：无论健康与否，每年应定期输注"营养液"，疏通血管、融化血栓。这是错误的观点，参加适当的有"氧"运动更能卓有成效地保障我们身体"零件"的健康。运动对人体的心血管系统有哪些影响呢？

1. 运动时血流重新分布

运动时，机体需要的氧气量明显增加，因此我们的心血管系统将会通过增加心脏的射血量来增加给机体的血液供应，从而满足肌肉组织对氧气的需求；与此同时，会运走体内过多的代谢产物，以保障肌肉持久地运动。

参与运动较多的，比如心脏和肌肉，会获得较多的血流量，而不参与运动的那部分肌肉和内脏就只能获得较少的血流量了。比如，在运动的起始阶段，皮肤中的血流是减少的，但随着运动的不断进行，肌肉会源源不断地产生热量，使得人体温度升高。为了确保体内产生的热量能及时散发出去，机体不得不扩张皮肤血管，增加皮肤内的血流量，以增加皮肤散热。

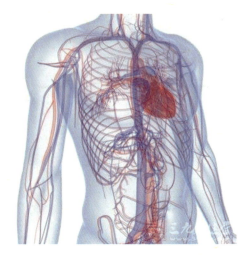

运动时血流重新分布

2. 运动时动脉血压的变化

运动时，动脉血压的变化跟心脏每分钟的射血量、运动强度和运动方式有关。运动开始阶段，收缩压升高，之后随着运动强度的增加而增加，而舒张压则相对稳定或轻度升高。

3. 心血管系统对运动的适应

经常进行运动锻炼的人，其心血管系统的适应能力也会逐渐增强，机体的运动能力也会相对提高。一般表现如下。

（1）窦性心动过缓：我们经常会听到有部分运动员说，他的静息心率可低至40~60次/分，这便是窦性心动过缓。运动锻炼，特别是耐力性练习可使静息心率减慢，而我们所说的运动员出现窦性心动过缓大多便是经过长期训练后心功能改善的良好反应。

第三章 心衰！心衰！看一遍能记一辈子

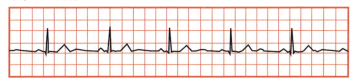

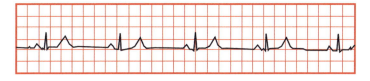

窦性心动过缓

（2）运动性心脏增大：研究表明，经常参与运动的人，其心脏会比一般人的心脏大，这种心脏增大是运动性心脏增大，心脏外形丰实，收缩力也较强，其潜在能力更是比一般的心脏要高。这是长期运动后心脏对运动负荷产生的一种正常的、良好的反应，大家完全不用怀疑是不是自己的心脏出了问题。

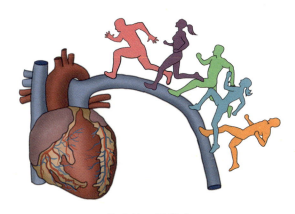

运动性心脏增大

（3）运动费劲：心衰患者为何运动起来如此费劲呢？发生心力衰竭后，因心脏泵血功能下降，导致下肢供血不足，下肢容易疲劳，表现为体力下降；因心脏血泵不出去，与心脏相连的肺的血流则淤滞了，不

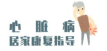

能有效地进行气体交换，导致患者呼吸困难，尤其是当活动时容易缺氧；因神经调节功能异常，导致患者活动后心率上升比正常人快，患者往往感到活动后心慌不适。因此，心衰患者常常感到活动起来费劲，总是让自己尽量休息，但这种休息会引起肌肉萎缩，患者体力进一步下降，形成恶性循环。

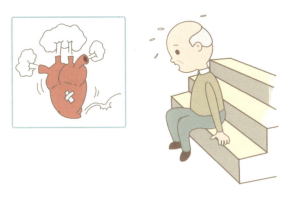

心衰患者运动费劲

俗话说得好，生命在于运动。心衰患者的生命也需要运动。

"什么？让我运动，你在跟我开玩笑吧？"

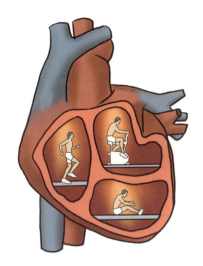

生命在于运动

第三章 心衰！心衰！看一遍能记一辈子

听我说，"卧床疗法"的时代早已过时了，现在流行"运动疗法"。别着急，后面会详细解说运动对心衰患者的益处，也会告诉您适不适合运动，如何安全地运动，敬请期待。

二、您的心还年轻吗？常用的测试心脏功能的方法

很多人会说，我在医院已经抽了血、做了心脏彩超、CT或磁共振成像（MRI）检查，医生说我心衰了，心脏不太好。难道我的心脏就真的不好了？我不能像正常人那样出去活动，不能像正常人那样生活了吗？答案是否定的，因为上面说的检查不能反映您活动状况下的心脏是好还是不好。

别着急，心脏好不好，测测就知道了！咱们可以通过一些方法来检测您的心脏到底是什么情况，看看您到底能不能活动。常用的方法如下。

1. 运动负荷试验

常用的运动负荷试验有心电运动负荷试验和心肺运动负荷试验。测试方法：在严密的心电图和血压等医疗监护下，受试者在跑步机或功率自行车上进行运动，逐渐增加运动量，测试运动耐量，观察运动是否诱发心肌缺血及心律失常。该试验可以评估心衰患者的心肺功能和运动风险，并能帮助医生为心衰患者制订安全有效的运动处方。

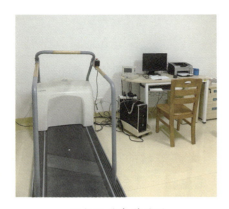
心电运动负荷试验

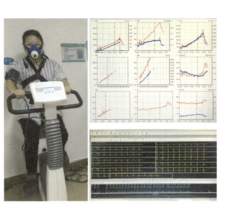
心肺运动负荷试验

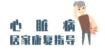

目前来说，心肺运动负荷试验是评估心肺功能和运动能力最准确的方法，且越来越受欢迎。该试验可测得非常多的数据，患者往往反映看不懂数据都是什么意思。其实，对患者来说，知道峰值摄氧量（peak VO₂）、无氧代谢阈值（AT）和代谢当量（MET）就足够了。

结合峰值摄氧量（peak VO₂）和无氧代谢阈值（AT）这两个指标可对心功能进行准确分级。心功能可分为A、B、C和D级，从A到D级，心功能由好到差，运动风险则由低到高。

心功能分级标准 [mL/(min·kg)]

分级	peakVO₂	AT
A	> 20	> 14
B	16~20	11~14
C	10~15	8~10
D	< 10	< 8

通过代谢当量（MET）也可对心功能进行分级。

最大运动负荷时 MET 与心功能状况

MET	心功能状况
> 7	心功能正常
7	心功能轻度受损
5~6.9	心功能中度受损
3~4.5	心功能重度受损

2. 六分钟步行试验

越来越多的人喜欢用健步走的方式来锻炼。走路，不仅可以锻炼身体，也可以评估心脏功能。这里给大家推荐的是六分钟步行试验（6MWT）。六分钟步行试验是一项简单易行、安全、方便的试验，医生常用来评定慢性心衰患者的心脏功能和运动耐力。该试验运动强度接近日常生活，无创、安全、简单、容易操作。

第三章 心衰！心衰！看一遍能记一辈子

具体方法：在一段安静的、空气流通的走廊（长约 30 米）上，在两头及中间各放一把椅子，用作标记以及让受试者休息用。测试前先让患者熟悉测试过程和测试环境，了解测试目的，然后尽可能地用我们平常的步行速度在走廊里来回行走，在 6 分钟内步行完所能达到的最大距离。在运动试验前、后，我们均需要监测心率、血压和呼吸频率，必要时监测血氧饱和度等。若测试过程中出现明显的症状，如头晕、心绞痛、气短和晕厥等，应立即停止测试。

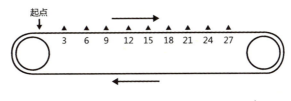

六分钟步行试验

根据患者步行距离将患者分为 4 个等级：

1 级：＜ 300 米。

2 级：300~374.9 米。

3 级：375~449 米。

4 级：＞ 450 米。

级别越高，心功能越好。

三、给自己的心脏打分吧

如果您在医院进行了以上评估，您可以拿出您的报告，给自己的心脏打分，看看自己的心功能处于什么级别。另外，心衰患者还可通过纽约心脏病协会制订的心功能分级方法对自身的心脏功能进行自我评估。

纽约心脏病协会（NYHA）按诱发心力衰竭症状的活动将心功能的受损状况分为四级。

Ⅰ级：患者患有心脏病，但活动量不受限制，平时一般活动不引起疲乏、心悸、呼吸困难或心绞痛。

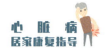

Ⅱ级：心脏病患者的体力活动受到轻度限制，休息时无自觉症状，但一般体力活动下可出现疲乏、心悸、呼吸困难或心绞痛（简单记忆：爬楼梯可爬到三楼）。

Ⅲ级：心脏病患者体力活动明显受限，小于平时一般活动即引起上述症状（爬楼梯不到 2 层楼）。

Ⅳ级：心脏病患者不能从事任何体力活动，休息状态下出现心衰的症状，体力活动后加重。

NYHA 心功能分级越高，说明心脏功能越差，这与前面提到的六分钟步行试验结果分级是相反的。

表 3-4　六分钟步行试验分级与 NYHA 分级

6MWT 分级	距离	NYHA 分级
Ⅰ	< 300m	Ⅵ
Ⅱ	300~375m	Ⅲ
Ⅲ	375~450	Ⅱ
Ⅳ	> 450m	Ⅰ

所以说，人生处处是希望，心衰了，别绝望，我们有各种科学的评估方法来检测您的心脏到底好不好。接下来，是时候好好锻炼您的心脏了，让我们一起来呵护您受伤的心吧！

第五节　听医生的话，心力衰竭患者一样能运动

每一个心衰患者，常常深有体会，家人叫您"静静，躺一会儿不要动"，好心人让您"静静，不要动"。那么问题来了，心力衰竭患者真的只能"静静"吗？

医生要告诉您的是，近年来经国内外专家证实，合适的运动康复治疗对于心衰患者是安全的，并且是十分有益的。但是，这个医嘱要划重

第三章 心衰！心衰！看一遍能记一辈子

点哦！合适的运动才是安全的！

一、坚持运动，能给心脏带来什么好处

心力衰竭患者只能卧床治疗的时代已经过去，您必须更新观念！

已有大量的研究证据表明，运动训练对慢性心力衰竭患者是安全的，而且疗效是确切的，其作用如下：

（1）可调节自主神经功能，降低心率和血压。

（2）可改善血管内皮功能，增加冠状动脉的供血，降低心脏负荷。

（3）可抑制心肌肥厚或心脏扩大，改善心功能。

（4）可抑制炎症因子的过度表达，增强抗氧化能力。

（5）可提高骨骼肌和心肌有氧代谢能力，改善骨骼肌摄氧和利用氧的能力，从而改善患者的运动耐量和心肺功能。

（6）可改善患者生活质量，提高生存率，降低死亡率。

另外，对于那些还没有发生心衰的心脏病患者，运动还能预防心衰的发生。

因此，无论纽约心脏病协会或欧洲心脏病协会的《成人慢性心力衰竭指南》，还是《慢性稳定性心力衰竭运动康复中国专家共识》，都强烈推荐慢性稳定性心力衰竭患者均应接受以运动为基础的心脏康复治疗。

务必记住：

"运动是良医！"

"运动是良医！"

"运动是良医！"

重要的话说三遍。

二、心力衰竭患者该如何安全有效地进行运动？看看医生怎么说

天下没有免费的午餐，心力衰竭患者进行安全且有效的运动是有条件的，需考虑几个问题：哪些患者适合运动？哪些情况不适合运动？如何保障心衰患者安全运动？怎么运动才有效？

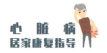

下面我们给大家解读下《慢性稳定性心力衰竭运动康复中国专家共识》的内容，为大家回答上面的问题。

1. 哪些心衰患者适合运动

NYHA 心功能分级 I~III 级的慢性稳定性心力衰竭患者均应考虑接受运动康复。

非常重要的一点，无论 NYHA 心功能分级有多高，准备参加运动前必须请心脏康复专科医生进行充分的运动风险评估和筛选。

哪些心衰患者不适合运动？

（1）当出现以下情况时不适合进行运动训练：

①近 3~5 天静息状态进行性呼吸困难加重或运动耐力减退（提示心衰加重了）。

②低功率运动负荷下出现严重的心肌缺血（小于 2METs，或 <50W）。

③未控制的糖尿病。

④近期发生肺栓塞。

⑤血栓性静脉炎。

⑥新发心房颤动或心房扑动。

（2）如果发生以下情况，进行运动训练可能会增加风险：

①过去 1~3 天内体重增加 > 1.8kg。

②正接受间断或持续的多巴酚丁胺治疗。

③运动时收缩压降低。

④NYHA 心功能分级IV级。

⑤休息或体力劳动时出现复杂性室性心律失常。

⑥仰卧位时静息心率 ≥ 100 次／分。

⑦先前存在合并症而限制运动耐力。

简单地说，必须是"稳定"的心衰患者才适合运动。

2. 心衰患者运动时是否需要监测

对于符合运动康复标准的心衰患者，必须按下表进行危险分层，以判断运动中是否需要心电图、血压监测及监测次数，争取最小风险、最大获益。

纽约心脏病协会危险分层标准

危险级别	NYHA心功能分级	运动能力	临床特征	监管及心电图、血压监测
A	Ⅰ	>6METs	无症状	无需监管及心电图、血压监测
B	Ⅰ或Ⅱ	>6METs	无心力衰竭表现，静息状态或运动试验≤6METs时无心肌缺血或心绞痛，运动试验时收缩压适度提高，静息或运动时出现阵发性或持续性室性心动过速，具有自我调节运动强度的能力	只需在运动初期监管及心电图、血压监测
C	Ⅲ或Ⅳ	<6METs	运动负荷<6METs时发生心绞痛或缺血性ST段压低，收缩压运动时低于静息状态，运动时非持续性室性心动过速，有心搏骤停史，有可能危及生命	整个运动过程需要医疗监督指导和心电图及血压监测，直至确立安全性
D	Ⅲ或Ⅳ	<6METs	失代偿心力衰竭，未控制的心律失常，可因运动而加剧病情	不推荐以增强适应为目的的活动，应重点恢复到C级或更高级，日常活动需根据患者评估情况由医生确定

3. 心衰患者运动出效果有诀窍

既然运动对心衰患者有这么多好处，那是不是运动越多越好？强度越大越好？

心衰患者运动可是要讲究天时地利人和的："天时"是必须有专业

的"裁缝"量体裁衣,即制订个体化的运动处方;"地利"是已经经过了优化药物治疗,且病情稳定;"人和"则是患者必须认识到运动的必要性和好处,并能积极配合和坚持。

制订个体化运动处方是一门艺术,需要我们重点学习。

运动处方的要素包括运动形式、运动强度、运动时间和运动频率,其中运动强度是制订运动处方的核心内容,直接关系到运动的安全性和效果。慢性心力衰竭患者运动具有一定危险性,掌握合适的运动强度更是制订及执行慢性心力衰竭患者运动处方的关键,下面我们一一道来。

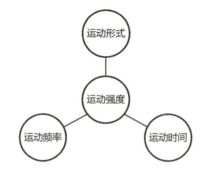

运动处方的要素

(1)运动形式:有氧运动是慢性心力衰竭患者运动康复的最主要形式,也是基础。有氧运动种类包括走路、踏车、游泳、骑自行车、爬楼梯、打太极拳等,其中,在医院以固定功率踏车较为常用。

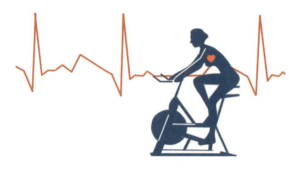

踏车

必须强调,无论选择何种运动形式,尤其是在家中进行锻炼时,必须选择的是患者感兴趣的且容易实现的运动,这样才能达到事半功倍的效果。

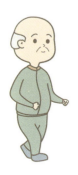
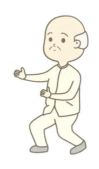
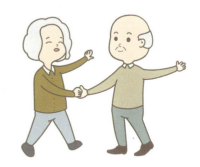

运动形式

(2)运动时间:每次运动 30~60 分钟,包括热身运动、真正运动时间及放松整理运动时间。热身运动一般为 10 分钟,针对体力衰弱的慢性心力衰竭患者,建议延长热身运动时间;真正运动时间为 20~30 分钟,体力衰弱者可从 10~15 分钟开始,以后渐增;放松整理运动时间为 5~10 分钟。

热身运动和放松整理运动是任何运动训练的重要组成部分。运动前充分热身,一是为了避免突然运动引起肌肉、韧带和关节损伤;二是我们的身体需要时间来充分适应运动状态,尤其是我们的心脏,突然运动可能导致心脏负荷过重,造成意外。运动后需放松整理,是因为通过适度拉伸肌肉,可以促进肌肉恢复,降低肌肉酸痛感;更重要的是如果突然停止运动,回心血量急剧下降,导致心排出量不足,轻者出现头晕,重者出现低血压,甚至晕厥或心搏骤停。

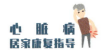

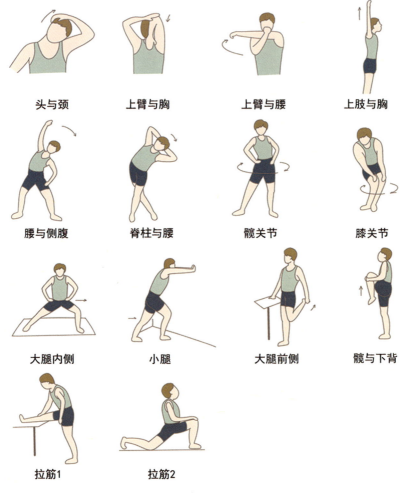

运动前热身 + 运动后放松

如果在功率车上踏车，完成关节拉伸活动后，以 0 瓦或较低瓦数开始踏车热身，然后过渡到运动阶段；按设定强度运动完成后继续以低瓦数或 0 瓦踏车放松，最后再次进行以上拉伸活动。

（3）运动频率：只有坚持规律运动，心脏才能受益，建议每周运动 3~5 次。

（4）运动强度：建议中等运动强度，可参照心率、峰值摄氧量（peak

第三章 心衰！心衰！看一遍能记一辈子

VO_2）、无氧代谢阈（AT）、Borg自我感觉用力评分分级法等确定。

①以心率为标准确定运动强度：建议慢性心力衰竭患者的运动目标心率从50%~60%最大心率开始。最大心率=220-年龄（岁），例如一名60岁的患者，最大心率是220-60=160次/分，160×50%=80次/分，160×60%=96次/分；其运动目标心率从80~96次/分开始。但该公式仅为预测的最大心率，是理论数据，受很多因素影响，建议以运动负荷试验中测得的实际最大运动心率计算。

另一种判断运动目标心率的方法是心率储备法，该方法不受药物影响。心率储备（HRR）=最大运动心率-静息心率，取心率储备的40%~70%。针对慢性心力衰竭患者，建议从40% HRR开始，逐步递增。例如一名60岁的患者，静息心率是80次/分，假设运动负荷试验测得最大运动心率是160次/分，用心率储备法计算目标心率是80+（160-80）×0.4=112次/分。也就是说，该患者运动时的目标心率从112次/分开始，逐步递增，最大不超过心率储备的70%，即80+（160-80）×0.7=136次/分。该患者的运动处方目标心率范围是112~136次/分。

②以峰值摄氧量（peak VO_2）为标准确定运动强度：取50%~80% peak VO_2不等，其中70%~80% peak VO_2最为常用。针对慢性心力衰竭患者，建议从50% peak VO_2开始，逐步递增。

③以无氧代谢阈（AT）为标准确定运动强度：AT对应的运动强度相当于中等运动强度，不超过AT的运动是较安全的运动。常常以AT时的心率作为日常训练的目标心率。

再次提醒：心肺运动负荷试验可准确测得peak VO_2和AT，以此数据为依据设定运动强度是最准确的，这就是要做运动负荷试验的原因。

④以Borg自我感觉用力评分分级法为标准确定运动强度：推荐11~14分（20级表）。

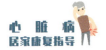

Borg 自我感觉用力评分分级法

计分	自觉的用力程度
6	
7	非常非常轻
8	
9	很轻
10	
11	轻
12	
13	稍稍用力
14	
15	用力
16	
17	很用力
18	
19	非常非常用力
20	

上面介绍的四种方法是医生为您制订运动处方的依据，比较专业，您可能不一定理解。没关系，下面给您介绍您一定能学会的方法。

如果在家中进行自我锻炼，根据目标心率和自感劳累分级评分来调节运动强度比较简单。比如，如果您的家中有心率带或运动手表，或者您会自己数脉搏，您可以根据医生设定的目标运动心率来调节运动强度，当心率低于目标心率时，可缓慢增加速度及强度。

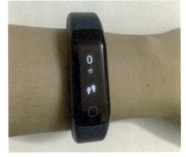

运动手表

第三章 心衰！心衰！看一遍能记一辈子

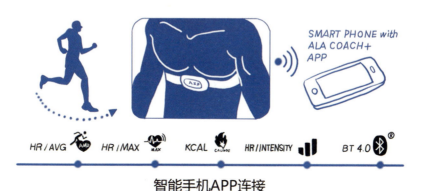

智能手机APP连接

心率带

小技巧：如何数脉搏？将右手食指、中指指端表面轻压于左侧腕部外侧动脉搏动明显处，数 10 秒钟脉搏搏动的次数，将此数乘以 6 得到的数就是一分钟的心率了。运动时脉搏会更强，更容易触摸。

如果以上方法您不会，那您可以采用 Borg 自我感觉用力评分分级法。运动时感觉稍稍用力或疲劳（即 11~14 分），说明您达到了合适的运动强度。

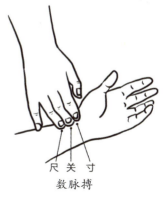

数脉搏

另外，您还可以采用谈话法。合适的运动会使谈话时的呼吸比平时深长且加快，但不应该感到气促。

注意：实际训练过程中运动强度、时间和频率不是一成不变的，随着运动耐力的提高，可进行调整，但需遵循循序渐进的原则。建议定期复测运动负荷试验，以评估效果和调整运动处方。

（5）有氧运动方式是有讲究的：有氧运动包括连续有氧运动和间歇有氧运动两种方式。连续有氧运动步骤为热身—运动—放松整理，中间的运动阶段平稳。间歇有氧运动步骤仍然为热身—运动—放松整理，但中间的运动阶段不是平稳的，呈运动、间歇、运动、间歇交替的状态。

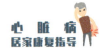

例如患者采用健步走的训练，若采用连续有氧运动方式，则为：热身5分钟—步行（5公里/小时的速度持续15分钟）—放松整理5分钟；若采用间歇有氧运动方式，则为：热身5分钟—步行（3公里/小时的速度持续2分钟）—步行（7公里/小时的速度持续2分钟）—步行（3公里/小时的速度持续2分钟）—步行（7公里/小时的速度持续2分钟）—步行（3公里/小时的速度持续2分钟）—步行（7公里/小时的速度持续2分钟）—步行（3公里/小时的速度持续2分钟）—步行（7公里/小时的速度持续2分钟）—放松整理5分钟。

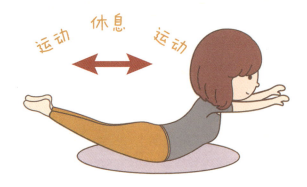

有氧运动

连续有氧运动和间歇有氧运动均可增加峰值摄氧量（即最大运动耐力），但是间歇运动更容易被心衰患者接受，尤其是刚开始进行运动康复的患者。间歇有氧运动强度分高强度与中低强度两种，患者根据自身的运动能力选择。中低强度间歇有氧运动更安全，可在运动训练早期或家中自我锻炼时采用。高强度间歇有氧运动是近些年来比较热门的一种运动模式，被证实是有效的，但考虑到安全性，建议在医生监测下进行。

第三章 心衰！心衰！看一遍能记一辈子

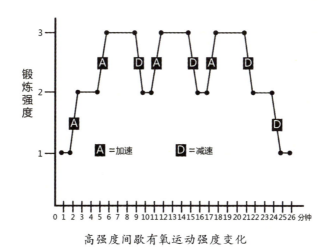

高强度间歇有氧运动强度变化

（6）除了有氧运动方式，还有其他适合心衰患者的运动吗？答案是肯定的。除了有氧运动，抗阻运动和柔韧性训练都是有氧运动的有效补充。

抗阻运动可改善肌肉收缩力，可更好地提高心力衰竭患者的亚极量运动耐力。有研究证实有氧运动与抗阻运动结合可提高运动康复效果。主要采用哑铃、沙袋、弹力带及其他器械训练。

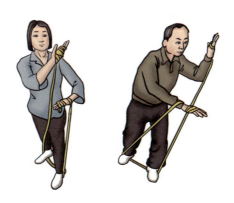

弹力带训练

B级和C级慢性心力衰竭患者经过3~4周有氧运动后建议进行抗阻运动。建议分3个阶段对慢性心力衰竭患者进行抗阻运动训练。第1阶

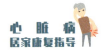

段为指导阶段，主要是掌握正确的方法，提高肌肉间协调性。第2阶段为抗阻训练或耐力训练阶段，主要是提高局部有氧耐力和肌肉间的协调性。第3阶段为力量训练阶段，提高肌肉的体积和肌肉间的协调性。抗阻运动训练方法可参考下表。

慢性稳定性心力衰竭患者抗阻运动训练建议

训练阶段	强度	重复次数（次）	频率（次/周）
指导阶段	<30%1-RM，RPE<12	5~10	2~3
抗阻训练或耐力训练阶段	30%~40%1-RM，RPE 12~13	12~25	2~3
力量训练阶段	40%~60%1-RM，RPE<15	8~15	2~3

1-RM是指仅仅能完成一次的最大重量。例如该患者一次仅能举起10kg，无法第二次举起了，那么，这个患者的1-RM就是10kg。30%的1-RM就是10kg×30%=3kg。

考虑到安全性，抗阻运动训练建议在医生监护下进行。除非医生认定您完全掌握了抗阻运动训练的方法，才可考虑在家中进行。

柔韧性训练：训练以缓慢、可控制的方式进行，并逐渐增大活动范围，强度为有牵拉感觉同时不感觉疼痛，每周3~5次。上面提到的热身和放松整理活动中的拉伸运动就是一种柔韧性训练。

4. 心衰患者进行运动康复得分阶段

对于慢性心力衰竭患者而言，建议分3个阶段实施运动康复方案。

第1阶段，在心电图、血压仪等监护下进行，多在医院完成。

第2阶段，须在医务人员指导下进行，包括运动康复知识的培训、营养指导、疾病知识的培训及了解依从性的重要性，可以在医院进行。

第3阶段，为家庭运动计划，如果成功完成前两个阶段运动训练，并未出现任何不适，安全性便已确立，可制订家庭运动计划，但应电话

第三章 心衰！心衰！看一遍能记一辈子

随访或门诊随访。

三、什么情况下运动不安全

虽然前面已经讲过心力衰竭患者进行运动康复是安全的，但这并不意味着患者在任何时候、任何地点做运动都是安全的，尤其是患者自己在家中运动。当遇到以下因素时，提示我们应该调整或"停停"运动或者只能"静静"了。

（1）当运动时感觉到明显的呼吸困难或疲劳时（Borg自我感觉用力评分大于14），应调整运动强度。若调整后仍无改善，则应暂时停止运动，须经医生或物理治疗师再次评估后方可确定能否继续运动以及如何运动。

（2）当运动时出现头晕甚至晕厥，或运动时血压或心率不上升，应立即停止运动，并到医院就诊。

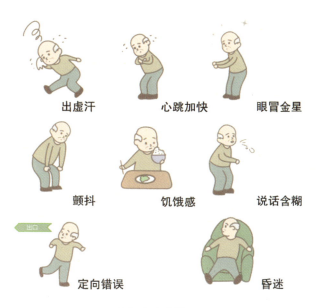

不宜运动的情况

（3）休息状态下心率超过100次/分或低于50次/分，或出现夜间阵发性呼吸困难、端坐呼吸、体力下降、水肿、体重增加等心力衰竭

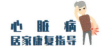

加重的表现，应停止运动，及时到医院治疗，待病情稳定才可重新运动。

（4）若患者的高血压未得到较好的控制，如血压超过180/110mmHg，或患者存在持续的低血压状态（<90/60mmHg）时，应暂停运动，须到医院就诊治疗。

（5）若近期出现发热、鼻塞流涕、咳嗽、咳痰等呼吸道感染症状，建议暂停运动直到病情得到控制。

（6）若合并糖尿病的患者血糖未控制，空腹血糖大于16.7mmol/L，或合并糖尿病酮症、严重糖尿病肾病等，应等血糖或合并症控制稳定后才可考虑运动；若血糖低于3.9mmol/L或运动时出现心慌、出冷汗等低血糖表现，则暂时不宜运动或应停止运动。

除以上因素，运动过程中，患者还应注意以下事项：

（1）值得注意的是，心脏病患者的运动要遵循循序渐进的原则，动作先易后难，尤其是拉伸运动，当稍感肌肉酸痛时就要停止，然后逐渐增加难度，切不可逞强。

（2）注意不要在起床后和饭后马上运动。有研究表明，凌晨3点到上午8点是老年人心血管事件的危险期，因此我们建议上午9点到10点或下午4点到5点运动，运动前后注意补充水分，防止脱水，但在运动中不要大量补充水分。

（3）高血压患者应注意运动前、后的血压监测，运动中避免发力时憋气，要自然呼吸。运动中不要有争强好胜之心，避免和他人在一起运动时计较胜负，不宜进行剧烈运动。

（4）糖尿病患者运动前、后应该监测血糖，避免空腹运动，运动应安排在餐后30分钟到1小时为宜，一般是早餐后为最佳。对使用胰岛素者，应避免在注射后2小时前、后运动；清晨未注射胰岛素前体内胰岛素含量低，运动可能会引起酮血症而加重病情，故也应禁止运动。易发生低血糖者，应减少运动前胰岛素的应用剂量，或在运动前适当摄入食物，并另备一些食物或糖果，以便在发生低血糖时使用。

第三章 心衰！心衰！看一遍能记一辈子

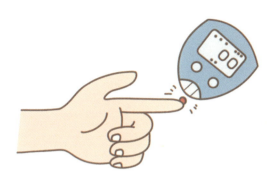

监测血糖

（5）运动时要关注天气、温度、湿度的变化。因为在湿热环境中运动时，一些药物，如 β 受体阻滞剂和利尿剂等，可减弱高血压患者的体温调节能力。为了预防运动中热病的发生，我们建议患者适度缩短运动时间，同时应减小运动强度，一旦发现患者有中暑的症状和体征，应立即停止运动。

（6）运动中患者要时刻注意身体状况，如出现气短、胸痛、头晕眼花、极度疲乏等症状要立即结束运动，并向自己的运动治疗师或康复医生反映情况。

（7）建议患者在运动1~2个月后复查一次，并再次进行运动试验，重新评定心功能状况以及运动康复效果，以便及时对运动处方进行调整。

四、心衰患者日常活动安全吗

前面一直在说心衰患者是可以安全地运动的，那是否意味着可以运动的心衰患者，各种日常活动和工作都是安全的呢？其实并不是！

不同的日常活动和工作需要消耗不同的能量。前面提到的心脏运动能力测试的各种方法如六分钟步行试验、运动负荷试验，均可测算出患者的运动能力——代谢当量（MET）值。前面第二章第七节有提到过，评估身体活动能力很常用的值是代谢当量，相当于每个人在休息时身体需要消耗的基本的氧量。每分钟每千克体重需消耗 3.5 毫升氧，这就是

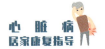

一个代谢当量。代谢当量是反映身体活动能力的很好的指标,大家可对照各种活动 MET 值表,找到适合自己目前状态的活动或工作。

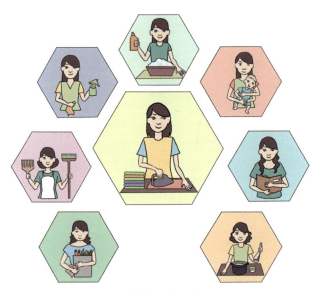

日常活动和工作

日常活动代谢当量表

活动	METs	活动	METs
躺（醒）	1~2	步行（3.2km/h）	2~3
坐	1~2	步行（4.8km/h）	3~3.5
驾小车	1~2	淋浴	3~4
步行（1.6km/h）	1~2	性活动	3~5
穿衣	2~3	步行（5.6km/h）	3.5~4
站	2~3	登楼梯	4~7
洗澡	2~3	步行（6.4km/h）	5~6

第三章 心衰！心衰！看一遍能记一辈子

家务活动代谢当量表

活动	METs	活动	METs	活动	METs
扫地	1~2	购物	2~7	携重（9~20kg）	4~5
擦家具	1~2	吸尘	2.9~3.6	布置房间	4~5
准备食物（站）	2	洗地板	3~4	移动家具	4~8
洗盘子	2~3	擦洗（跪）	3~4	携重（20~29kg）	5~6
烹调（站）	2~3	拖地板	3~4	洗车	6~7
园艺（轻活）	2~3	晒衣服	3~4	铲雪	6~7
熨衣服	2~4	园艺（重活）	3~4	携重（30~39kg）	7~8
洗衣（洗衣机）	2~5	擦窗户	3~4	携重8kg上楼	7~8
铺床	2~6	洗窗户	3~5	铲起7kg(10次/分)	9~10

娱乐活动代谢当量表

活动	METs	活动	METs	活动	METs
读书	1~2	蹬车（9.6km/h）	1~2	滑冰	1~2
看电视	1~2	射箭	3~4	园艺（挖土）	5~6
缝纫（手工）	1~2	打乒乓球	3~5	钓鱼（小溪中）	5~6
编织	1~2	绘画	3~5	蹬车（16km/h）	5~6
玩牌	1~2	打曲棍球	3~5	踢足球（非竞赛）	5~8
做木工	2~3	打排球	3~6	滑雪（斜坡）	5~9
缝纫（机器）	2~3	跳民间舞	3~7	平地滑雪（4.8km/h）	6~7
蹬车（8km/h）	2~3	做柔软体操	3~8	骑马小跑	6~7
打台球	2~3	打篮球(非竞赛)	3~9	背负20kg物品	6~11
演奏乐器	2~4	划船（24km/h）	3.5~5.1	击剑	6~10
钓鱼	2~4	游泳（慢）	4~5	蹬车（19km/h）	7~8
打保龄球	2~4	打高尔夫球	4~5	爬山	7~10
驾小船	2~5	舞厅跳舞	4~5	蛙泳	8~9

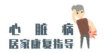

续表

活动	METs	活动	METs	活动	METs
骑摩托车	2.5~7	蹬车（12.8km/h）	4~5	蹬车（21km/h）	8~9
划船（16km/h）	2.8~3.4	打棒球(非竞赛)	4~5	平地滑雪（6.4km/h）	8~9
锯木	2.9~3.9	网球双打	4~8	自由泳	9~10
骑马（走）	3~4	网球单打	4~9	骑马快跑	9
跳舞（慢）	3~4	打羽毛球	4~9	仰泳	7~8
跑（1.6km/12min）	8~9	跑（1.6km/11min）	9~10	跑（1.6km/9min）	10~11
越野比赛	8~12	跳绳（<80次/分）	8~10	跳绳（120~140次/分）	11~12

职业活动代谢当量

活动	METs	活动	METs	活动	METs
打字	1.5~2	驾卡车	3~4	绘画	4~5
办公室工作	1.5~2	锯（电动）	3~4	裱糊工	4~5
修理收音机/电视机	2~3	抹石膏	3~4	拖拉机犁地	4~5
传达室工作（轻）	2~3	机器装配	3~4	推小车（34kg）	4~5
手工具工作（轻）	2~3	农场工作	3~4	木工（轻）	4~5
锉工	2~3	车床工作	3~4	石工	4~5
面包房工作	2~3	搅拌水泥	3~4	推独轮车（45~150kg）	4~7
焊接（轻/中度）	3~4	砌砖	3~4	手工具工作（重）	5~6
推独轮车（23~45kg）	3~4	流水线工作	3~5	铲（轻）	5~6
锯木（软木）	5~6	劈木	6~7	推重物	7~8

第三章 心衰！心衰！看一遍能记一辈子

续表

活动	METs	活动	METs	活动	METs
手工艺	5~6	铲起4.5kg物品（10次/分）	6~7	铲起6kg物品（10次/分）	7~9
挖沟	7~8	伐木	7~8	举重45kg	7~10

五、持之以恒地运动

最新证据显示，居家康复具有和门诊康复一样的疗效，因此，心脏病患者非常有必要学会居家的自我康复方法。传统观念认为，心脏康复主要集中在心脏事件后4~6个月身体活动的恢复阶段。现如今这种观念已被打破，专家们证实，心脏康复在心脏发生突发事件后数天内即可开始，只有这样患者才能最大获益。

生命在于运动，坚持运动的患者，血胆固醇水平可明显改善，血压也可降低，心血管事件大大减少，还可以减轻体重，减少药物使用；同时还能增强体力，摆脱焦虑、抑郁等。总而言之，运动给人带来的好处远远超乎我们的想象。

生命在于运动！今天您运动了吗？随风奔跑，自由是方向……运动完真是神清气爽！尽管运动能带给我们非常多的好处，现实生活中也有各种媒体呼吁全民参与运动，但现实往往是只有少数人能坚持做运动。正常人尚且如此，更何况是心脏病患者！面对这一严峻的现实，我们想说的是，持之以恒地运动真的非常重要，即便在身体情况相对较差的时候进行少量的运动，患者也能收获意想不到的效果。因此，帮助患者坚持运动显得尤为重要，可鼓励患者选择一些他自己感兴趣的活动，如步行、骑车、健身操等。

此外，让患者明确了解不同类型运动的安全性，才能使患者消除后顾之忧，大胆运动；帮助患者设置适合自身的运动目标，如鼓励患者使用手机应用软件或者手环等进行每日计步，并设定每日运动目标，如每日达到10 000步等，从而激励患者坚持运动。

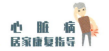

鼓励患者找家人或朋友一同运动,相互督促。将运动移到户外,卸下疲惫,放松身体,呼吸着新鲜空气,欣赏着美丽风景,在锻炼身体的同时,愉悦着心灵,岂不是人生一大快事!

第六节 患者还能重返工作?对!能重返工作

生命是一条河流,每个人都希望它绵长、宽阔、清澈、美丽。只要河水还在流淌,这个理想就不会破灭。但是,如果河流断流,如果中途堵塞……后果不堪设想。所以,生命之外,其他的都是小事。这个时候,您可能还在纠结:我还能工作吗?

很多人以为自己心脏功能衰竭了,就不能工作了,不能像正常人那样生活了。这种观念是错误的。我们负责任地告诉您:您能!只要心衰患者经过充分的评估,也可以像正常人一样做适合自己的工作,进行日常活动和娱乐活动。与您的医生团队共同讨论,请把您对未来工作的期许告诉您的医生团队,专业的医生团队对您的心脏工作能力进行评估后,会告诉您是否可以继续原来的工作;如果不能,该如何帮助您改善您的心脏工作能力,使您能够胜任原来的工作;如果还是不能继续原来的工作,需考虑更换工作,但哪种工作不仅您有兴趣,而且是适合您的呢?这些问题都是需要跟您的医生团队共同讨论决定的,最终目的就是帮助您回归正常的生活和工作。

一、提高运动耐量,过上更积极的生活

我们的心脏功能不会总是这么差的,通过积极的康复治疗,心脏功能是可以改善的。很多心脏不好的人总是一味相信医药会给自己带来强健的心脏,其实除了积极规律的药物治疗外,提高自己的身体素质才是维护心脏最好的防线。所以说,健心首在健身,而健身最重要的是日常生活中的运动与调养。规律的运动训练可以改善心脏的工作能力,提高

第三章 心衰！心衰！看一遍能记一辈子

运动耐量，也就是提高您的 MET 值，让您可以进行更多的日常生活和娱乐活动，过上更积极的生活。

二、心脏病患者还能做爱做的事吗

心力衰竭并不是性生活的禁忌证。"我还能进行性生活吗？"这是心衰患者想问但不好意思问的问题。事实上，研究表明性生活过程中发生心绞痛、心律失常等心血管事件的概率非常低。人们戏称性生活为"床上运动"。性生活最重要的，自然是"开心"！研究发现，性爱有利于健康，尤其是心脏的健康。影视剧或者新闻中，人们偶尔可以看到有人在性爱过程中心脏病病发的剧情，但现实中，性爱引发心脏病的可能性非常低。性生活时的能量消耗大概为 3~5METs，所以心血管疾病患者如果运动时能达到 3~5METs（相当于步行速度 4~5.6km/h），且没有心血管疾病症状者，就可以进行正常的性生活。因此，建议心衰患者进行性生活前应咨询专业医生，并注意以下几点。

（1）准备性生活前，建议进行充分的心脏功能评估和危险评估。

（2）评估药物的副作用：有些心血管药物，如利尿剂、倍他乐克有可能导致男性性功能下降，患者不能因为有此副作用而擅自停药，应在医生指导下调整药物。同时服用治疗性功能障碍药物者，须咨询医生此药物是否与心血管药物存在相互作用，比如"伟哥"和硝酸酯类药物（如硝酸甘油）可引起严重的低血压。

（3）如果患病前无性生活或性生活不频繁，建议继续保持，不必强求。

（4）避免婚外性行为。

（5）避免在酒足饭饱后进行性生活。

（6）高危心脏病患者禁止性生活，待病情稳定后再考虑进行。

（7）建议性生活开始前充分休息，同时营造一个温馨、安静、舒适的氛围，周围环境要熟悉，最好在家中进行。

（8）床边备有急救药品。

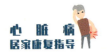

（9）女性患者选择避孕方式或是否妊娠时，均应向专业人士咨询。

第七节　心力衰竭经受不起任何"万一"

心力衰竭是指任何心血管疾病引起的心脏结构、功能的异常，而导致的一种临床综合征。其中引起心力衰竭的诱因包括感染、心律失常、过度劳累、情绪激动、饮食不当等。那么心衰患者要如何自我管理呢？心力衰竭经受不起哪些"万一"呢？

一、好好睡觉，您做到了吗

春眠不觉晓，哈欠上门找，晚上睡不着，白天醒不了。睡觉，是否变成了困扰您的烦心事？今天，我们就来介绍一下关于"睡眠"的那些事儿……医学上说，保证充足的睡眠非常重要，劳累可能使心力衰竭症状加重，甚至诱发急性心力衰竭。然而，许多慢性心力衰竭患者因疾病、心理、环境等多种因素，都存在不同程度的睡眠障碍，包括早醒、入睡困难、夜醒、醒后难以入睡等表现。

愿君好眠、祝君好梦！那么如何睡得更好？需注意以下几点。

（1）按照医生的处方规律服用治疗心力衰竭的药物，这样才能稳定病情。

（2）不要因为睡眠问题给自己带来太大的心理负担，因为这种情况非常常见。

（3）规律作息，注意劳逸结合。制订作息时间表，白天规律的日常生活与娱乐活动及适当的运动，中午半小时左右的午休，晚上定时上床休息，睡前不玩手机、ipad 等电子产品。睡觉后手机应该关机或放在离床较远的地方。

（4）营造良好的睡眠环境。卧室避免强光、噪音，调暗卧室光线，室温适宜，挑选合适的床垫、枕头，创造良好舒适的睡眠环境。

（5）辅助睡眠方法：睡前泡脚、轻轻按摩头皮、听轻音乐或催眠曲；睡前喝牛奶。

（6）晚餐不宜过晚或过饱，禁食辛辣甜腻食物，下午及晚上禁饮咖啡、浓茶等刺激性饮料。

（7）个别严重睡眠障碍者，可辅以镇静药物或催眠药物，但必须在医生指导下服用。

二、心力衰竭患者洗澡，您洗对了么

洗澡是一件非常舒服的事情，劳累了一天之后回到家里，洗个热水澡会让我们立刻放松下来。然而对心力衰竭患者来说洗澡却不是一件简单的事情。心力衰竭患者洗澡时需注意以下几点。

（1）水温不宜过高或过低。

（2）时间不宜过长。

（3）注意通风换气。

（4）饭后不宜马上洗澡。

（5）运动后不宜马上洗澡。

（6）洗澡时注意防滑。

三、"如厕"是件大事

注意保持排便通畅。若用力排便，会引起腹内压增高，回心血量增加，增加心脏负担，诱发心衰。若出现排便困难，可外用开塞露，或在医生指导下使用通便药物，切勿自行服用泻药而引起腹泻，造成脱水或电解质紊乱而危及生命。

四、季节变更，是烦恼忧愁的时光

世间有冬夏，也有春秋，很多细微的情绪只有在季节交替的那一刻才会感知到它的存在。心脏病患者对季节则没有那种浪漫情怀。季节变更时心脏病患者容易发生各种感染，如感冒、肺炎、腹泻等，其中呼吸

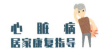

系统感染是心力衰竭恶化的最常见的诱因。

天气寒冷时或流感季节时，患者应减少外出，外出时适当增加衣服，戴口罩，避免到公共场所，必要时预防接种流感疫苗。

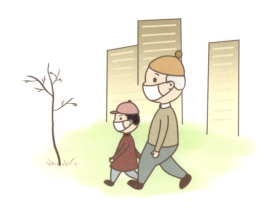

外出戴口罩

出现感染征兆，如发热、流感、腹泻等症状，应及时就诊。

五、世界那么大，我想去看看

如果可以，我真想和你一直旅行。或许是某个未开发的荒凉小岛，或许是某座闻名遐迩的文化古城。我们可以沿途用镜头记录彼此的笑脸，和属于我们的风景。风景如何，其实并不重要，重要的是，你在我的身边。是啊！世界那么大，谁都想去看看。但是，在让您美成风景线之前，您的身体健康才是最重要的！建议心脏病患者出游前到医院进行全面的心脏评估，根据评估情况确定您是适合短途旅行还是长途旅行，是否适合坐飞机。旅行中应避免登高爬山、蹦极、跳伞等刺激运动，避免去高海拔地区。旅行日程不宜过紧，以保证充足的休息时间，饮食要卫生安全。出游前带好必备的药物，如硝酸甘油、速效救心丸、利尿剂等。到达旅游地，可购买便携式氧气瓶，以备不时之需。

第三章 心衰！心衰！看一遍能记一辈子

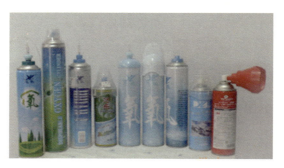

便携式氧气瓶

六、这些应急措施您要知道

（1）出现劳累后呼吸困难时，应主动休息，若休息不能缓解应及时就医。

（2）出现下肢水肿或体重明显增加，可临时服用一片利尿剂，如速尿片或螺内酯，但不可反复服用，否则可能出现电解质紊乱危及生命，应及时就医。

（3）出现持续的胸闷痛，立即舌下含服一粒硝酸甘油，若持续不能缓解应拨打120急救电话。

（4）出现急性心力衰竭症状（比如夜间睡觉出现气喘、胸闷、无法平睡），立即高枕卧位或坐起休息，必要时可舌下含服一粒硝酸甘油（或单硝酸异山梨酯），并服用利尿剂，但不可反复服用，应及时去医院就诊。若家里有氧气机，可立即吸氧，并立即拨打120急救电话。

（5）出现晕厥、意识丧失、心跳呼吸停止时，旁人不要随意搬动患者，可立即进行胸外按压和人工呼吸，并呼救。

第八节 心情？心情？郁闷让您伤不起

生活不是只有喜悦，还有怒、哀、悲、惊、恐。当产生这些负面情绪时，人们很容易失控，经常深陷其中无法自拔，甚至走向极端，成为自己最讨厌的那类人。最后，不良情绪成为我们的主人，情感冲动控制了理智思考，最终让"心理感冒"变成"心理癌症"，严重影响我们的正常生活。

一、别让不良情绪来敲"门"

情绪激动、精神紧张等不良情绪可能诱发急性心力衰竭发作，故识别不良情绪是十分重要的。当出现以下情况时可能存在心理问题。

（1）以气促、心累、体力严重下降为主要表现，做了相关检查没有发现心脏病加重的证据，多次反复就医，常规治疗效果不佳。

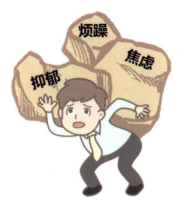

"三座大山"

（2）情绪低落，疲乏无力，食欲下降，少语懒言，悲观厌世，对治疗不配合，甚至拒绝治疗，对自身病情过于悲观，存在自杀观念等。《红楼梦》中整天皱眉叹气、动不动就流眼泪的林黛玉就是典型的例子。

（3）情绪激动、惊恐易怒、坐立不安、提心吊胆、睡眠障碍、呼吸急促、颜面潮红、感觉自己要死了等多种躯体不适，过分关注自身病情，病情稍有变化即焦虑不安。

二、自我调整，成就自己的开始

（1）首先不要回避自身存在的这种不良情绪。因为抑郁和焦虑是心衰患者很常见的合并症，慢性心衰合并抑郁、焦虑的发生率为30%~60%，远远高于普通人群3%~5%的发病率。

（2）自我调整的方法

①合理宣泄，比如哭、喊、唱歌、跟朋友倾诉等。

②学会自我疏导，在遇到一些不良事件时，可通过阿Q精神、难得

第三章 心衰！心衰！看一遍能记一辈子

糊涂、遇事不强求、快速健忘等方法来调整自己的心理状态，避免不必要的精神痛处和心理困境。

③转移注意力，可以通过听听音乐，出去散散步，做一些平时喜欢的事情，比如书法、下棋，和家人或朋友出去旅游等方法来转移注意力。

④暗示和鼓励。不断用正面、积极的心理暗示自己，多鼓励自己，多和积极的人接触，学会换个角度看问题。

三、从现在开始，用运动来对抗不良情绪

许多研究证实，运动不仅可以强壮我们的身体，而且可以改善我们的情绪，促进心理健康，阻止不良情绪恶化为心理疾病。同时，作为一种转移注意力的方法，运动可以起到充实生活的作用。

有氧运动（如慢跑、快步走、骑车、打太极、瑜伽等）是一种适合慢性心力衰竭患者改变不良情绪的有效方法。一般来说，只要您运动，无论是一次性身体锻炼还是长期的身体锻炼均能有效减轻不良情绪。但我们不能盲目地进行运动，需在专业医生指导下进行合理的运动。

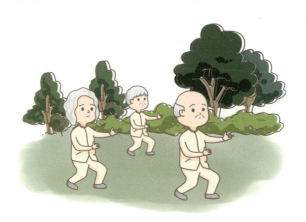

四、寻求帮助的路上，找对医生很重要

经自我调节仍无法缓解不良情绪的患者，此时应积极寻求专业帮助，可以到心理科就诊。也许很多患者忌讳或害怕去心理科，"双心"门诊

是心脏病患者更佳的选择，它不仅可以治疗心脏病，还可以治疗心理不良情绪。

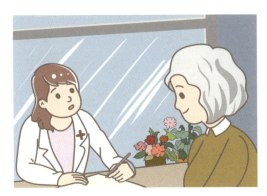

寻求心理医生的帮助

第九节　医生，能给我留个微信号方便随诊吗

患者会有一定的症状表现，且随着病情的变化，症状也会变化，要想了解病情和取得良好治疗效果，更需要精准的检查数据。复查就为医生提供了这方面的数据支持，医生可以在系列检查中对患者做前、后动态评估，比较准确地判断治疗是否取得了效果，是否出现耐药，以便及时确认或更改治疗方案。

一、别大意，定期随诊很必要

很多患者认为吃了药没有不舒服，就不需要找医生了。这种观念是非常错误的。有报道说至少有一半心力衰竭患者的再次住院是可以避免的。

定期随诊有以下好处：

（1）及时发现药物不良反应，及时调整药物。

（2）及时发现心力衰竭的预警症状。

（3）及时发现患者存在的不良情绪，并及时予以治疗。

第三章 心衰！心衰！看一遍能记一辈子

（4）给患者宣传健康知识，让患者学会自己管理自己的疾病。

（5）教会患者应如何进行日常活动及运动。

可见，定期随诊是何其重要，不仅可以减少患者住院次数，还可以让患者把疾病掌握在自己手里，让自己的生活更愉悦。

二、来来来，这些项目需定期检查

心力衰竭患者需定期检查以下项目。

（1）抽血检查血常规、肝功能、肾功能、电解质（尤其是血清钾）、BNP。

（2）长期服用阿司匹林或华法林的患者，还需定期检查凝血指标、大小便常规＋潜血，注意有无牙龈出血、鼻出血、皮肤瘀斑、血尿、黑便等出血情况。

（3）长期服用盐酸胺碘酮（可达龙）的患者需定期检查甲状腺功能和拍胸片。

（4）长期服用地高辛的患者需定期抽血复查地高辛浓度。

（5）定期检查心电图、心脏彩超。

（6）定期到心脏康复科检查心肺功能，了解您的运动能力。

三、这些反馈，有趣、有用

（1）给医生提供在家中自测的血压、心率和体重数据。

（2）向医生反馈自己是否存在以下症状、体征。

①气短、疲乏无力，活动几分钟就感到气短、乏力。

②止不住的咳嗽。

③睡觉要加一个枕头或靠着床头。

④夜间难以入睡，睡着后出现憋气、心慌、夜尿多。

⑤鞋子不合脚，脚变大了，压着脚上有个"坑"。

⑥胃口差，肚子老是胀胀的，吃得少。

⑦变"胖"了，体重2天重了2~3kg。

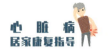

第四章 心脏瓣膜病，康复不再是难题

第一节 认识我们的心脏瓣膜

一、治病先懂病，了解心脏瓣膜

在心脏的内部，有四个称之为瓣膜的结构，它们起着单向阀门的作用，防止血液反流。静脉血回收进右心房，经过三尖瓣流向右心室，右心室的血通过肺动脉瓣流向肺部，血液在肺部经过氧气和二氧化碳交换后流向左心房，经过二尖瓣流入左心室，通过主动脉泵强而有力地泵到主动脉，供全身使用。这些瓣膜只能向一个方向打开，保证血液只能从心房流向心室，从心室流向主动脉。所以，正常情况下，我们的血液在心脏内是不会反流的。

如果瓣膜出现了问题，例如瓣膜狭窄，血液通过瓣口困难，或瓣膜关闭不全而导致泵出去的血液反流，就会严重影响心脏这个发动机的泵血功能，使血液淤积，心脏压力升高，最后会导致心力衰竭。

二、别不服老，您的心脏瓣膜敲警钟了

我们通常会用"人老心不老"形容一个老年人很有精气神儿，心态很年轻。但是也不得不承认，我们真实的心脏仍会随着年龄的增长而变老，比如在心脏中叫作心脏瓣膜的零件，年龄越大，它发生病变的可能性就越大。

为啥瓣膜病容易找上老年人？老年性的瓣膜退行性改变，以及冠心病、心肌梗死后引起的瓣膜病变也越来越常见。小部分患者的心脏瓣膜

第四章 心脏瓣膜病，康复不再是难题

先天发育不良，例如主动脉瓣二叶瓣化、三尖瓣脱垂等。

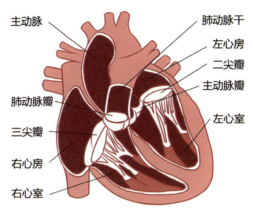

心脏瓣膜

风湿热是常见的心脏瓣膜病病因，风湿热的病程中，常累及二尖瓣、主动脉瓣和三尖瓣。心脏瓣膜可由于炎症增生、粘连、钙化，而使瓣膜出现狭窄或关闭不全。一些急性的心内膜炎，也可能损伤二尖瓣和主动脉瓣。

第二节 关注您的心脏瓣膜，全方位了解瓣膜病

一、二尖瓣狭窄

二尖瓣狭窄常见于风湿热引起的前后瓣叶的炎症性增生粘连和钙化。正常的二尖瓣瓣口的面积是 $4\sim6cm^2$。二尖瓣狭窄时会使左心房里的血液排向左心室受阻，造成左心房血液淤滞，导致肺淤血、肺血管阻力升高，临床表现为呼吸困难，甚至咯血。

左心房压力升高会引起肺动脉高压，使右心室的血流向肺部困难而导致右心室负担增加，会出现肝大、下肢水肿等静脉回流受阻的征象。

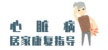

二、二尖瓣关闭不全

二尖瓣关闭不全时,泵入左心室的血液会经过二尖瓣反流至左心房,左心房负荷明显增加,从而导致肺淤血、肺动脉压力升高及右心衰竭。常见的表现是活动能力差、呼吸困难、虚弱无力和心悸。

三、主动脉瓣狭窄

主动脉瓣狭窄的左心室射血阻力增加,使左心室压力超负荷而左心室肥厚、劳损以致左心衰竭。在病程的后期,容易出现活动后呼吸困难和心绞痛。主动脉瓣狭窄的另一个严重症状是突发性晕厥。

四、主动脉瓣关闭不全

主动脉瓣关闭不全致血液反流引发左心室血容量增多,会导致左心室肥厚、劳损及左心衰竭。由于主动脉舒张压降低,使冠状动脉灌注压降低,心肌供血量减少,心肌氧的供需失衡,表现为心肌缺血、心绞痛。

五、三尖瓣病变

三尖瓣病变会导致静脉淤血,例如胃肠道淤血、肝大、食欲下降或腹胀腹水,以及下肢水肿。

第三节 心脏那扇门关不上了咋办

瓣膜病就是心脏的瓣膜出了问题,具体是啥问题呢?一旦瓣膜发生问题,就可能导致血液不按正确方式流动:一种是因为瓣膜狭窄而血液流动不通畅,一种是因为瓣膜关闭不全而使血流反流。治疗方法是药物治疗和手术治疗。

第四章 心脏瓣膜病，康复不再是难题

一、内科治疗

无症状、心功能正常者无须特殊治疗，定期随访，针对并发症予以治疗；风湿性心脏病者需预防风湿活动和感染性心内膜炎；有症状或心功能减低者，应避免过度的体力劳动和剧烈的运动，限制钠盐摄入，适当保护心功能。

二、外科手术

人工心脏瓣膜置换术或瓣膜成形术等手术治疗是心脏瓣膜病的根治方法。心脏瓣膜由于风湿活动、细菌感染、退行性改变、外伤或先天畸形与病变损坏无法修补，因而需要置换人工心脏瓣膜。尤其对于已经出现心力衰竭症状的心脏瓣膜病患者，应积极评价手术的适应证和禁忌证，争取手术治疗的机会。

传统的手术方式是开胸，进行人工瓣膜置换或植入瓣环修复瓣膜。医生会根据不同的年龄、病情，和患者商量选择人工机械瓣膜或人工生物瓣膜。一般而言，机械瓣膜经久耐用，但需要终身服用抗凝药物来避免血栓形成。而生物瓣膜由于发生血栓概率较低，通常无须终身抗凝治疗，但是它耐久性不及机械瓣膜，大概十年可能会发生瓣膜退化，适用于有怀孕计划的女士或年龄较大的患者。

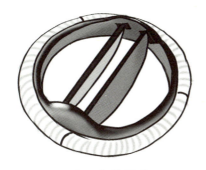
人工机械瓣膜

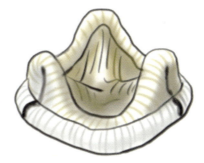
人工生物瓣膜

随着手术技术的不断改善和进步，现在已经有较为成熟的胸腔镜下换瓣方式，这种微创手术创伤小，可以缩短术后恢复时间。

三、介入手术

介入手术主要是指对狭窄瓣膜的球囊扩张术。对于重度单纯二尖瓣狭窄、主动脉瓣狭窄和先天性肺动脉瓣狭窄患者，若瓣膜钙化不明显，可以选择经皮球囊扩张术，可以达到扩大瓣口面积、减轻瓣膜狭窄、改善血流动力学和临床症状的目的。

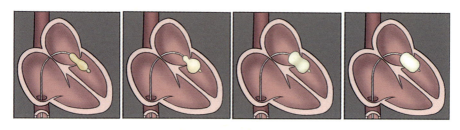

经皮球囊扩张术

目前已经有经过皮肤穿刺，将导管沿着血管进入心脏进行的瓣膜置换和修复手术，对于一些高龄、多种合并症、预计开胸手术死亡率很高的患者，取得了较为满意的效果。

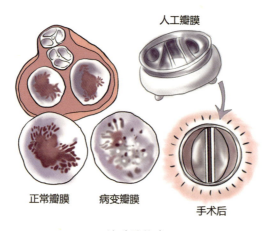

瓣膜置换术

第四章 心脏瓣膜病，康复不再是难题

第四节 抗凝药物，您用对了吗

现在，您的心脏已经经过了瓣膜置换术或成形术，心脏瓣膜将可以正常工作，心脏功能也将逐渐恢复。手术后，医生会为您开一些减轻心脏负担、利于恢复的药物。医生会根据病情的恢复情况，逐渐调整药物甚至停药。

但是，有一种保护瓣膜的抗凝药物，大部分的瓣膜置换病友将会长期服用，而且该药服用方法比较特殊，我们需要详细给您讲解。

一、什么时候需要"抗凝"治疗

抗凝药物通过影响凝血过程中的某些凝血因子而阻止凝血的过程，从而防止血管内血栓的形成。在身体正常的情况下，血液在心脏和血管里能够很顺畅地循环流动；但如果心脏或血管内皮出现破损或有异物时，血液里的凝血成分就迅速启动凝血系统，纤维蛋白和血小板等凝血成分会在破损或异物的地方黏附和聚集，形成血栓。大家一定有过这样的体验，比如不小心弄破了皮肤，或者打针时的针眼，这些小伤口的出血会在几分钟内形成一块血痂（就是血栓），从而阻止血液继续外流。止血，这是我们身体的一个正常防御保护功能。

可是，如果止血即血栓形成，发生在心脏或血管里面，就会出现很严重的问题，例如血栓形成造成的心肌梗死或脑卒中。心脏瓣膜置换手术使用的人工瓣膜，对于我们的身体来说，是一个异物，我们的血液凝血系统会把它当成异物，黏在它的表面形成血栓。一旦瓣膜上形成了血栓，将会严重影响瓣膜工作，甚至要再次行瓣膜置换手术；黏在瓣膜或心房的血栓，也容易脱落，脱落的血栓随着血流跑，会造成脑卒中等严重的并发症。

为了预防心脏、血管和人工瓣膜血栓形成，预防脑卒中，我们需要进行抗凝治疗。

置换不同类型的瓣膜，抗凝治疗的时间也有所不同。

人工机械瓣膜置换：需要终身抗凝治疗；人工生物瓣膜置换或人工瓣环成形术：抗凝治疗3~6个月。如合并心房颤动或心脏的心房存在血栓的病友，需要长期抗凝治疗。

二、如何开具抗凝药物处方

目前我们常用的抗凝药物是双香豆素类抗凝药，例如华法林，它能抑制血液里的部分凝血因子，使血液不容易凝固，从而达到预防血栓形成的作用。

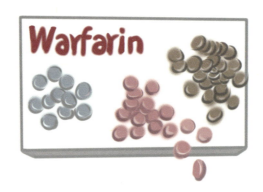

正确开具抗凝药物处方

华法林的服用剂量很特殊，吃多了会抗凝过度，容易出血；吃少了会抗凝不足，容易形成血栓。由于治疗剂量的范围很窄，必须通过监测凝血指标调整服药剂量，才能避免出血或血栓形成的风险。

监测华法林药效最重要的指标是凝血酶原时间（PT）和国际标准化比值（INR）。凝血酶原时间反映的是我们的血液凝固所需要的时间，正常值是12~14秒；INR是PT的国际标准化比率，正常人INR的值大约是1.0。

为了预防血栓形成，我们需要延长血液凝固所需要的时间，即提高INR。目前国内大多数医院推荐的PT值是1.82~2.5，INR值是2.0~2.5。也就是说，服药后，INR的值在这个范围，表示药物的量是

第四章　心脏瓣膜病，康复不再是难题

合适的；如果超过这个范围，表示抗凝过度，有出血的风险，医生会根据情况把华法林减量；如果低于这个范围，则有血栓形成的风险，需要增加药量。

为了掌握安全而有效的治疗剂量，医生会对术后第一周的病友每天进行抽血检查，以调整合适的药量；第二周隔天查一次，出院后门诊复查。

（1）术后第一月内：每周查一次。

（2）术后第二个月：每两周查一次。

（3）术后第三个月起：如 PT(INR) 值稳定，则一个月查一次至终生。

（4）如遇因 PT(INR) 值不稳而调整药量，应视具体情况随时抽血检查。

三、华法林过量或不足，导致 PT(INR) 值不稳时有何风险

PT(INR) 值大于目标范围，表示抗凝过度，常在服药过量时出现，会出现以下症状：鼻出血、牙龈出血；皮下瘀斑；尿血，小便颜色呈浓茶色或洗肉水样；便血，大便黑色，呈柏油样或有血迹；腹内出血（腹痛）；颅内出血（头痛/昏迷）；月经过多等。

PT(INR) 值小于目标范围，表示抗凝不足，常在服药量不足时出现，会出现以下症状：人工心脏瓣膜上血栓形成使瓣膜活动障碍，导致心功能不全（心悸、气促、水肿）；脑血管栓塞（又称脑卒中，出现言语不清、手脚偏瘫等）；肢体动脉栓塞（肢体疼痛）。

四、科普！饮食为什么会影响抗凝治疗

有些食物富含维生素 K，吃多了会影响抗凝药的作用，例如猪肝、萝卜、生菜、芥菜、芦笋、花椰菜、豌豆、大豆、番茄、马铃薯、蛋、牛乳、海藻等。当然，只有在长期大量进食上述某种食品时，才可能会影响抗凝药物的作用。正常饮食时，食物经常变换，一般不会导致某一种成分过量而影响抗凝效果。

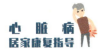

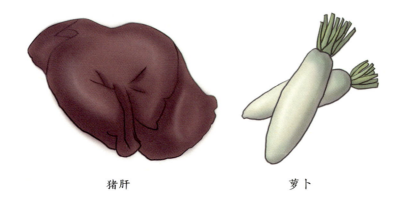

猪肝　　　　　　　　萝卜

五、避免服用会相互作用的药物

在服用华法林时，合用某些药物会影响抗凝效果。例如，增强抗凝作用的药物：阿司匹林、布洛芬（芬必得）、对乙酰氨基酚、某些抗生素、奥美拉唑（洛赛克）、心律平、利尿酸等；降低抗凝作用的药物：维生素K、螺内脂、催眠药、利福平、口服避孕药、辅酶Q_{10}等；某些中成药也会增强或降低抗凝效果：红花、丹参、当归、三七、甘草等。

所以，在服用华法林期间，不要擅自服用其他药物，以免影响抗凝效果。如果因病情需要服用上述药物时，应在医生指导下和监测PT和INR下使用。

六、居家安全

由于服用华法林等抗凝药后，身体的凝血时间延长，并且有出血倾向，伤口较难止血，所以要注意防摔伤，防剧烈的碰撞。使用刀具利器时尤其要小心。小伤口压迫止血时间要长，例如打针、抽血压迫针口时间应至少10分钟。

计划旅行前将自己的PT（INR）结果告知医生，咨询自己是否适合旅行。除注意安全外，携带的抗凝药物要充足，以备不时之需。

第四章 心脏瓣膜病，康复不再是难题

七、特殊情况

口服华法林后至少需要 36~48 小时才会表现出抗凝作用。起效后作用和维持时间较长。停药后，华法林抑制的各凝血因子的合成也需一段时间，因此凝血功能也需多日后逐渐恢复。

所以，如果受伤出血，一般难以止血，需要寻求医生帮助。在接受拔牙或其他小手术前，需要告诉医生，医生会合理安排手术时间，嘱患者酌情提前停服华法林 5~7 天，术后止血后再接着服用抗凝药物。

八、妊娠问题

人工生物瓣膜置换术后的育龄期妇女，一般抗凝治疗半年后即可停药，所以术后抗凝对妊娠无明显妨碍，而主要取决于心功能状态（应为Ⅰ~Ⅱ级）及生物瓣膜状况。

人工机械瓣膜置换术后的育龄期妇女，妊娠及分娩过程中，由于接受抗凝治疗可能出现子宫出血、自然流产、产后出血、会阴切开处血肿或因子宫收缩无力或胎盘滞留而大出血等危险，建议尽可能采用避孕措施。对已妊娠或临产的妊娠妇女，应在妇产科和心内科相互配合下，做好分娩与接生的准备。

九、重要提示

（1）严格按照医嘱服药，定时服药。未经医生许可，不得随意改变药物剂量、厂家或停药。

（2）建议晚餐后服药，最好每天在相对固定的时间服药，这样可以使抗凝效果更稳定。如偶尔忘了服药，在睡前记起来可以补服一次；如果到了第二天，就无须补服了，当晚按正常剂量服用即可。

（3）遵医嘱按时抽血检查凝血指标。

（4）因其他疾病就诊时，必须告知医生您正在服用华法林。

（5）服药期间注意监测血压，平稳安全的血压对您非常重要。

（6）均衡饮食，生活规律，适当运动，避免烟酒，勿暴饮暴食。

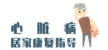

（7）使用软毛牙刷，留意牙龈出血、皮肤瘀斑、大小便颜色变化、严重头痛等。

（8）不要随意服用中草药、中成药。

第五节　手术后一定要随诊，原因、窍门都告诉你

今天您出院，心情美美哒！生死只是一线间，医生每天都在挽救生命，医患之间，信任为先，医患合力，才能击退共同的敌人——病魔。但是，也有一些疾病特别是心脏疾病手术后，患者仍需要术后门诊随诊。

一、出院后的第一次复诊

一般是第 1 周至第 2 周需要回手术医院或当地医院，由医生检查手术伤口以及引流置管的皮肤切口的愈合情况，抽血化验凝血指标和生化指标，并根据检查来调整药物的剂量。

二、定期的复诊

术后 3 个月、半年以及以后每 1~2 年需要来院复查一次，并做心电图、X 线胸片、心脏超声等检查，以便医生了解您心脏的恢复情况，并做出康复指导。

复诊随诊时您需要向医生描述近期的感觉，例如有无活动后的心悸气促，体力状况，有无腹胀、下肢水肿，饮食和睡眠等情况，服用抗凝药物的情况，以及有无皮下及牙龈出血。

第六节　出院不是终点，只是康复的起点

生病要进医院治疗，这个道理谁都懂。可一旦出院，人们往往以为

第四章 心脏瓣膜病，康复不再是难题

治疗已经结束。由于对康复医学了解甚少，不知道什么时候需要接受怎样的康复治疗，同时缺少相关的专业训练，不少患者落下"病根"。

一、让您的出院指导更专业、更全面

对于刚出院回到家的病友，最初可以在室内和房子周围走动。感觉没有困难时，可以开始散步。散步可以改善血液循环，增加肌肉和骨骼力量。开始行走时的速度和步伐以感觉舒适为限度。一定要循序渐进，逐渐增加活动量，以自己能够耐受为准。每天散步1~2次，一般每次5~30分钟。如果出现心悸、胸痛、气短和疲劳则应停止活动，如果这些症状消失了，可以再逐渐恢复活动。在完全恢复体力之前，感觉有些疲劳是不可避免的，活动时感到自己心脏跳动非常强，但只要心跳规则，不特别快，就是正常的。如果进行一般活动仍感到心脏突然失控或跳动过快，或有轻度头晕、乏力、脉搏不规则，应去医院就医。

以下是出院后早期的推荐活动计划。

第1周每天2次，每次散步5分钟。

第2周每天2次，每次散步10分钟。

第3周每天2次，每次散步20分钟。

第4周应该逐渐增加到每天散步30分钟。

二、家庭康复该注意什么

手术后2周左右，如果患者自我感觉良好，从事一般的活动没有明显的不适，可以开始做家务劳动，例如整理桌面、管理园艺、帮助准备食材。

手术后一般的恢复大约需要6周，胸骨的恢复大约需要3个月。在恢复期内，要避免胸骨受到较大的牵张，例如举重物、抱小孩、拉重物、移动家具等。

应该注意保持正确的姿势，避免因迁就伤口疼痛而出现不良的姿势。当身体直立或坐位时，胸部应尽可能挺起，将两肩稍向后展。在术后早期保持这种姿势会感觉有点不适，但在恢复阶段，如不注意保持正确的姿势，以后挺胸站立时，胸部会有被勒紧的感觉，而且可能会影响呼吸。

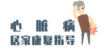

三、让我们的生活更精彩！您需要这几个评估标准

对于无症状、心功能正常、活动不受限的病友，医生经过临床诊断后若认为无须特殊治疗，只要定期随诊，在心功能稳定的情况下，一般可以像正常健康人一样过上正常的生活，具备正常的社会能力。

如果瓣膜疾病影响了心脏功能，通常在药物治疗、手术置换瓣膜后，心脏功能得到一定的改善，患者也可以过上相对应的积极生活。当然，这需要专科医生和心脏康复医生／治疗师给您进行详尽的心脏功能以及身体活动能力的评估，避免运动风险后，在安全的活动范围内，进行适合自己心脏功能的居家生活、社会能力、运动锻炼等活动。

1. 还记得代谢当量吗

前面第二章第七节提到过，评估身体活动能力很常用的值是代谢当量（MET），其相当于每个人在休息时身体需要消耗基本的氧量。每分钟每千克体重需消耗 3.5 毫升氧，这就是一个代谢当量。代谢当量是反映身体活动能力的很好的指标。

5 个代谢当量的活动，如清扫、除草等，提示可以进行日常普通活动。但如果要恢复正常的生活，则需要达到 10 个代谢当量。

2. 如何确定运动量？

运动时我们需要知道身体能耐受的运动量。例如，我可以做 5 个代谢当量（5METs）的活动还是 10 个代谢当量（10METs）的活动？最好的方法，我们可以采用心肺运动负荷试验，监测运动时每一次呼吸呼出的二氧化碳和吸入的氧气的量，精准地测量最大耗氧量，并根据耗氧量换算出来的代谢当量来精准制订您的运动量和指导您的工作安排。

另外，还可以通过六分钟步行试验、心电运动负荷试验，监测您运动时的心率、血氧饱和度、心电图和血压，并通过评估自我感觉用力程度来估测您的心功能，看看您运动时有无潜在风险。

四、追求身体运动能力提高，也许每周运动三次就可以

我们都知道，生命在于运动。运动不但可以强身健体，还可以给我

第四章 心脏瓣膜病，康复不再是难题

们带来很多确切的益处。心脏是我们身体的动力源泉，相当于人身体的发动机。有些朋友也许会问，我得了心脏病，甚至做了心脏外科手术，我还能参加运动锻炼吗？我的心脏能承受怎样的运动量？什么样的运动才适合我？运动安全吗？医学专家告诉您，您可以运动，并且能在运动中使心脏得到很大的益处。下面我们将回答您的问题。

（一）规律运动有哪些好处

（1）运动可以增强体力活动能力，提高心脏和肺的工作效率。

（2）运动可以调节血脂，升高对血管有保护作用的高密度脂蛋白。

（3）运动可以调节血压和心率，使血压和心率趋于平稳。

（4）运动可以提高胰岛素的敏感性，调节血糖。

（5）运动可以减少血小板聚集，增加纤溶性，降低发生心肌梗死和脑卒中的风险。

（6）通过规律运动，消耗多余的脂肪，有助于减轻体重或保持理想体重。

（7）运动可消除紧张情绪，有助于改善睡眠。

（8）运动可以增加您的生活信心和兴趣，改善您的社会适应能力。

（二）运动处方包括哪些内容

医生和治疗师会根据您的年龄、病情以及生活习惯等情况为您制订适合您的个体化的运动处方（参见第二章第八节），使您更安全而有效地进行运动锻炼。运动处方通常包括运动强度、运动频率、运动时间、运动类型和注意事项。

1. 运动强度

可通过3种方式调节。

（1）靶心率：就是运动允许达到的心率。运动时，心率会加快以满足肌肉对氧的需求，运动越剧烈，心率越快。您可以根据运动处方所制订的靶心率调节运动强度，如果心率低于靶心率，您可以缓慢增加速度或运动负荷，以增加运动强度，以保证运动的有效和安全。

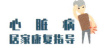

（2）说话：运动使您呼吸较平时深长且加快，但不应感到气促。您在运动时应可以保持正常的说话速度。

运动强度的判定方法

低运动强度	能一直聊天，说完整的句子	减脂最有效的区间
中等运动强度	断断续续说句子	耐力训练最有效的区间
较高运动强度	只能蹦词	无氧训练的区间

（3）自我感觉劳累程度：用自我感觉用力评分法（RPE）从低到高分为6~20级，自测劳累程度，病友一般选择11~14级，也就是运动时感觉稍稍用力和用力，但不应该感到很费力。

自我感觉用力评分法（RPE）

计分	自觉用力程度
6	
7	非常非常轻
8	
9	很轻
10	
11	轻
12	
13	稍稍用力
14	
15	用力
16	
17	很用力
18	
19	非常非常用力
20	

第四章 心脏瓣膜病，康复不再是难题

2. 运动频率
只有经常规律运动，心脏才会受益。应每周运动 3~5 次。

3. 运动时间
刚开始运动时可以从 10~15 分钟开始，随着心功能恢复，您可以运动 30 分钟甚至更长时间。运动时间增加到至少 30 分钟后，再增加运动强度。

4. 运动类型
根据以下几点选择运动：①选择您喜欢的运动；②最好是有氧运动，如步行、游泳、骑自行车或慢跑等；③至少能连续进行 10 分钟或更长时间的运动而没有不舒服；④这种运动对心脏来说是安全的、能长期坚持的、确实有益的。

步行运动是符合上述要求的一种运动方式，您可以在任何时候进行，并可随时调节速度，而且多数人可以长期坚持，所以，步行是出院后运动的最佳选择。

（三）运动锻炼三部曲

1. 准备活动
首先数脉搏，接着做 5~10 分钟的伸展运动和体操，防止关节和肌肉损伤，逐步增加心率，使心脏和肺得到热身。

2. 有氧运动
再次数脉搏，进行 10~30 分钟或更久的有氧运动，如步行、游泳、骑自行车或慢跑等。

3. 放松运动
数脉搏，进行 10 分钟的伸展运动和体操，让心率慢慢恢复到正常水平。运动时突然停下来是不安全的。运动结束时再数一次脉搏。

（四）如何舒适地进行运动

什么时候运动？最好的时间是早饭前，或者饭后至少 1 小时，中等速度的步行最合适。感冒或感觉不舒服时，不要做运动。夏日注意避开最热的时间，应等到较凉的时候做运动，避免直接在阳光下运动。运动

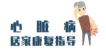

前后要适当喝水。步行时尽量穿宽松舒适的衣服。冬天，户外锻炼应注意保暖。

（五）运动的注意事项

如果您有以下情况，先要征求医生的建议，然后再运动：①有心脏病病史，运动要在监护下进行；②前胸、颈部、肩或手臂在运动中或运动后出现疼痛；③最近几个月有胸痛；④因为头昏有丧失意识或昏倒的情况；⑤轻度体力活动感到严重气促；⑥有骨或关节病变；⑦糖尿病；⑧中年或老年，平时很少进行体育锻炼，现计划进行较剧烈的运动。

（六）门诊随诊

规律运动一段时间后，一般情况下心脏功能会慢慢恢复，但是具体情况要根据门诊复查心脏功能而定。门诊随诊时医生会给您进行一些运动测试，看看您的运动效果如何，以便重新调整您的运动处方，使您的运动更加有效，为您的运动提供安全保障。

第七节　这些技能很重要，您学不学

要保护好我们的心脏，一定要注意日常的生活习惯！您知道吗？心脏病患者居家安全，有章可循。下面教您在高危状态下如何"救命"。

一、伤口护理小指南

（1）出院时通常表面伤口已经愈合，故回家后可用温和的沐浴露或无刺激性的肥皂，轻柔洗抹伤口旁的皮肤，保持皮肤清洁干爽，防止细菌滋生，以免伤口发炎。胸骨大约需半年才能完全愈合，所以这段时间伤口仍然会感觉疼痛，疼痛可能延伸至伤口周围，此时可咨询医生，医生会根据您的病情适当使用止痛药物以减轻疼痛。此时请不要过分伸展胸骨以免影响伤口愈合。若发现伤口有红肿及渗液等情况，请及时就诊。

（2）进行腹式呼吸训练，每次1~2min，每日3次。适当增加活动量，提高机体抵抗能力，避免受凉、咳嗽。保证充足的睡眠时间，服药期间学会自我观察病情变化，如有皮下出血或伤口渗血应及时告知医生。

二、别再"吃饱了撑的"了，管住嘴很重要

（1）饮食以清淡为主，减少进食盐分，因盐分会令水分积聚而发生水肿，体内组织积聚过多的液体，会使血流量增加，使心脏负担加重。所以，应避免进食含钠太高的食物，如用盐腌制的食物，包括腊味、叉烧、肉干、烟肉、火腿、咸鱼、鱼干、盐焗鸡、梅菜、榨菜、咸蛋、皮蛋、话梅等，以及罐头食物如午餐肉、沙丁鱼、豆豉鲮鱼、罐头酱瓜等。

（2）营养不良可显著延缓伤口愈合速度，伤口愈合过程中必要的营养素有蛋白质、足够的热量、维生素C等。推荐进食高热量、高蛋白、高维生素、易消化的饮食，如多吃新鲜蔬菜、水果，每天增加牛奶2杯、鸡蛋1个，适量增加鱼、肉的摄入。早期可以少量多餐，不要过饱。多选择能增进食欲的食物，避免刺激性食物。维持正常体重，肥胖会增加心脏负担。另外需注意不要暴饮暴食。

三、心理疏导，治愈您对"心病"的焦虑

与医生建立良好的沟通关系，良好的心理状态对调动机体免疫力很重要，健康的心理状态可增强机体免疫力，促进伤口愈合及心功能改善。因此，我们秉着客观公正的态度，来——治愈您对"心病"的"焦虑"。您应该建立战胜疾病的信心，缓解紧张情绪，尽量排除负面情绪，要增强信心，尽管发生了并发症，但只要给予正确的处理，相信问题会得到有效解决。创造良好舒适的治疗环境，及时向医生咨询心理需求及感受，通过与医生、家属、朋友等多沟通，增强自身的信心。

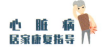

四、日常生活，绝对是您健康的真实写照

（1）保持良好的生活习惯，戒烟、戒酒、早睡早起、避免劳累、要有充分的休息及运动；保持大便通畅，请勿用力大小便，以免增加心脏负荷。

（2）保持口腔卫生，防止蛀牙。如有蛀牙，复诊时告诉医生，医生会帮您调整抗凝药物的分量，并视情况给予抗生素，目的是防止脱牙后血流不止及防止细菌侵入血液感染瓣膜。

（3）性生活方面，当您能恢复一般日常生活，可以不停歇地上大约30级楼梯而没有严重气促时，则可恢复性生活。

（4）术后6个月可恢复一般工作，如若感觉劳累或心慌气短，就应停止。育龄妇女3年内应避免怀孕，待心功能完全恢复后再做打算。

（5）人工心脏瓣膜置换术后的患者，一生都要注意自我监测心脏功能。心功能不全的早期症状为活动后胸闷心慌、气短、乏力，晚期症状为夜间阵发性呼吸困难、下肢水肿等。特别需要注意的是，早期心功能不全症状常与更年期女性易出现的心慌等症状相混淆，容易漏诊误诊。其次要注意有无严重心律失常。术后如患者感到心悸、头晕或出现晕厥，应及时到医院就诊。

第五章 先天性心脏病康复希望在这里，请转给需要的人

先天性心脏病（简称先心病）是胎儿期心脏及大血管形成障碍或发育异常而致的先天畸形，是小儿最常见的心脏病。国内调查资料显示：本病在生后第一年的发病率为0.69%，我国每年10万~15万患有先天性心脏病的新生儿出生，由于严重和复杂畸形的患儿在生后数周或1个月内夭折（约占死亡的1/3），因此，复杂的心血管畸形在年长儿中比婴儿中少见。

第一节 您知道什么是先天性心脏病吗

先天性心脏病是先天性畸形中最常见的一类，指在胚胎发育时期由于心脏及大血管形成障碍或发育异常而引起的解剖结构异常，或出生后应自动关闭的通道未能闭合（在胎儿属正常）的情形。

一、走进小宝宝的心里面

1. 心脏是如何形成的

在受精卵形成胚胎开始，生命就开启了它由简单到非常复杂的发育过程。心脏在胚胎早期22天左右的时候其实是一条血管，称之为原始心管。在胎龄22~24天，在人体基因调控下，由头至尾，形成了动脉干、心球、心室、心房与静脉窦等结构。原始心脏在胚胎第2周开始形成，约在第4周起有循环作用，在第8周房室间隔已经完全形成，形成一墙

之隔的左右两个单元（左心和右心），正常情况下两边不相通；而左边单元分为楼上和楼下（即左心房和左心室）且它们彼此相通，射出的是鲜红的动脉血，供给身体营养；右边单元也分为相通的楼上和楼下（即右心房和右心室），将暗红色的静脉血泵到肺脏进行吐故纳新。因此四室心脏、两边单元都很重要。

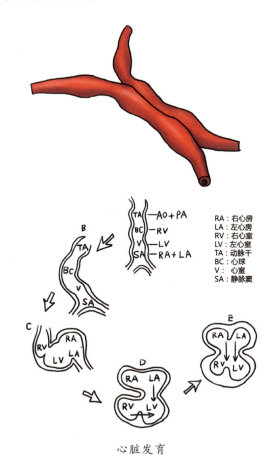

心脏发育

2. 心脏内部通道的发育特点

胎儿在母亲的腹中，还没开始呼吸，即只有体循环，没有肺循环，营养全由母亲通过脐带供给，氧气、二氧化碳交换也通过脐带完成。静脉导管、卵圆孔以及动脉导管是胎儿时期血液循环的特殊通道。婴儿出

第五章　先天性心脏病康复希望在这里，请转给需要的人

生后，随着呼吸的开启，身体血液循环发生巨大的改变，上述的血流通道也会逐渐关闭。例如，卵圆孔会发生功能上的关闭，5~7个月时就会长好而密闭了；大部分的婴儿动脉导管也会在24小时内关闭，部分在3个月至1年内发生解剖上的关闭；静脉导管也会在6~8周内闭锁。这样，心脏就能正常工作了。

二、宝宝为什么会得先天性心脏病

（1）胎儿心脏发育过程非常复杂，若有任何因素影响了胚胎心脏发育，使心脏某一部分发育停顿或异常，即可造成先天性心脏畸形。

（2）妊娠早期（5~8周）是胎儿心脏发育最重要的时期。先天性心脏病发病原因很多，遗传因素仅占8%左右，而约占92%的绝大多数则为胎儿发育的宫内环境因素造成，如妇女妊娠时服用药物、感染病毒、环境污染、射线辐射等都会使胎儿心脏发育异常，尤其是妇女妊娠前3个月感染病毒或细菌，特别是感染风疹病毒，其次是柯萨奇病毒，会使孩子患上先天性心脏病的风险急剧增加。

因此，加强孕妇的保健，特别是在妊娠早期适量补充叶酸，积极预防风疹、流感等，避免接触与发病有关的因素，保持健康的生活方式，可以积极预防先天性心脏病。

三、宝宝有先天性心脏病吗？这些症状要小心

先天性心脏病症状主要取决于畸形的复杂程度和缺损大小。病情较轻的先天性心脏病患儿在临床上可无特殊症状。重症患儿大都在婴儿期即有喂养困难，吸吮数口就停歇、气促、易呕吐和大量出汗、易激惹，体重不增，如扩大的左心房或肺动脉压迫喉返神经使宝宝自幼哭声嘶哑、易气促、咳嗽。有复杂严重畸形的患儿出生后不久即出现严重症状，甚至危及生命。需要注意的是有简单畸形（如室间隔缺损、动脉导管未闭等）的患儿，早期没有明显症状，但疾病会继续潜在地发展加重，需要及时诊治，以免失去手术机会。先天性心脏病常见的主要症状如下。

1. 发绀

哭闹或活动后发绀,在鼻尖、口唇、指(趾)甲床处最明显。

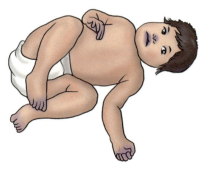

发绀

2. 蹲踞

患有发绀型先天性心脏病的患儿,常在活动后出现蹲踞的现象,特别是法洛四联症的患儿。

3. 发育障碍

先天性心脏病患儿往往发育不正常,表现为瘦弱、营养不良、发育迟缓等。

4. 疲乏

家长常诉说患儿易疲乏、体力差,吃奶时吸吮无力、喂奶困难。

5. 杵状指(趾)和红细胞增多症

发绀型先天性心脏病患儿常见杵状指(趾)和红细胞增多症。

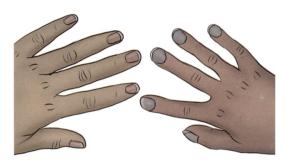

杵状指

6. 肺动脉高压

肺动脉高压常见于间隔缺损或动脉导管未闭患儿。临床表现为发绀，红细胞增多症，杵状指（趾），右心衰竭征象，如颈静脉怒张、肝大、周围组织水肿，这时患儿已丧失了手术的机会，等待他的是心肺移植。

7. 心衰

心衰常见于有较严重的心脏缺损，是由于肺循环、体循环充血，心输出量减少所致。症状为面色苍白、憋气、呼吸困难和心动过速，心率每分钟可达 160~190 次，血压常偏低。

第二节 一文说清都有哪些先心病

随着心脏彩超的普及，越来越多的先天性心脏病患儿被发现。爸爸妈妈被告知宝宝有先心病后，绝大多都会感到恐惧、伤心欲绝。今天，我们为爸爸妈妈讲解先心病的基本知识，说清楚都有哪些先心病。

一、房间隔缺损

1. 定义

房间隔缺损是指两个心房之间的间隔发育异常，遗留缺损而导致两个心房之间存在异常通路，即为房间隔缺损。

2. 特点

房间隔缺损占先天性心脏病总数的 10%，是最常见的先天性心脏病之一。通常分为原发性孔缺损和继发性孔缺损两类。在胎儿期左右两个心房相通是必不可少的，出生后这个通道会自行关闭，两侧的血液循环不再相通。当房

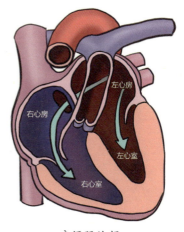

房间隔缺损

间隔缺损时，由于左心房压力高于右心房，左心房血液通过缺损流向右心房，随着年龄增加，分流量可达体循环的 2~4 倍，右心负荷加重，甚至导致右心房血液向左心房反流，引起发绀，严重的可发生艾森曼格（eisenmenger）综合征。

二、室间隔缺损

1. 定义

室间隔缺损是指左右心室之间的间隔在胎儿期因发育不全，在左右心室之间形成了异常的通路。

2. 特点

室间隔缺损是由于胚胎期分隔左右心室的室间隔发育不全所致，通常分为膜部缺损、漏斗部缺损和肌部缺损三大类，是最常见的先天性心脏病之一，约占我国先天性心脏病的 50%。室间隔缺损会引起血液自左向右分流，后期严重时也会出现右向左分流，导致艾森曼格（eisenmenger）综合征。

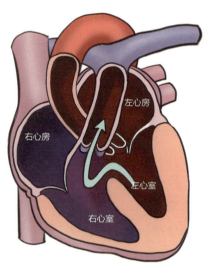

室间隔缺损

三、动脉导管未闭

1. 定义

动脉导管未闭是指存在于主动脉和肺动脉之间的先天性异常通道。

2. 特点

在胎儿时期,主动脉和肺动脉之间有一个先天性的血流通道,即动脉导管,是血液经肺动脉流入主动脉的重要通道。出生后大约 15 小时动脉导管即发生功能性关闭,80% 在出生后 3 个月解剖性关闭。到 1 岁左右,在解剖上应完全关闭。动脉导管未闭,大约占先天性心脏病的 15%,是新生儿期最常见的先天性心脏病之一。

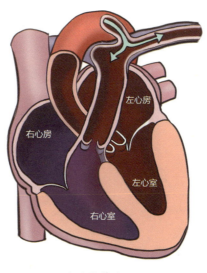

动脉导管未闭

四、法洛四联症

1. 定义

法洛四联症是指包括肺动脉狭窄、室间隔缺损、主动脉骑跨、右心室肥厚四种畸形在内的联合心脏畸形,是常见的复杂的发绀型先天性心脏病。

2. 特点

法洛四联症是婴儿期后最常见的发绀型先天性心脏病，占所有先天性心脏病的 12%~14%，在儿童发绀型心脏畸形中居首位。

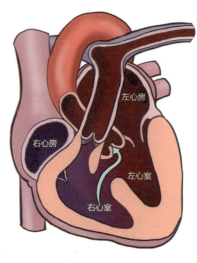

法洛四联症

第三节 先天性心脏病有哪些表现？这些知识赶紧了解

对于家庭来说，孩子就是希望，就是未来。对孩子身上的疾病，哪怕是一点头疼脑热家长都会紧张得不得了。如果孩子患上了疾病，比如得了先天性心脏病，那就更让人操心了。那么，先天性心脏病到底有哪些症状呢？今天我们就来聊聊。

一、房间隔缺损

1. 临床表现

房间隔缺损症状的轻重取决于缺损的大小。继发性孔型房间隔缺损

直径 <3mm，多在 3 个月内有自然闭合的可能。3 个月后心脏彩超提示房间隔缺损直径 <3mm，没有显示血液从左心房向右心房分流，没有经常出现呼吸道及肺部感染症状，可不必治疗，定期心脏彩超随诊复查即可。

2. 治疗

房间隔缺损直径 > 8mm 的极少会自然闭合，血液从左心房向右心房分流量大，导致右心室超负荷和肺循环充血，因此患儿容易感冒、反复肺部感染。而体循环缺血会表现出消瘦、乏力、多汗、活动后气促，哭闹或心衰时可出现发绀。

对于大的房间隔缺损合并心衰或反复肺部感染用药物难以控制者，应尽早手术。手术类型有外科直视手术修补和心导管介入封堵治疗。

二、室间隔缺损

1. 临床表现

小型缺损可无症状，一般活动不受限制，生长发育不受影响。缺损较大时可导致血液分流量变大，使左心室容量负荷增加，致使肺循环充血和体循环相对缺血。因此新生儿期可出现气促、生长迟缓、体重不增、喂养困难、容易呛奶、反复肺部感染等症状。如果得不到治疗，则会逐渐加重心脏负担导致心力衰竭。

2. 治疗

对于室间隔缺损较大者，特别是合并心衰或反复肺部感染用药物难以控制者，应尽早手术。手术类型有外科直视手术修补和心导管介入治疗。

三、动脉导管未闭

1. 临床表现

动脉导管细小、分流量小者，临床上多无症状，常在体检时发现。

2. 治疗

因动脉导管可能会自然关闭，可观察 3~6 个月。导管粗、分流量大者，因肺充血而易患感冒或呼吸道感染，导致肺炎、心衰和体循环供血

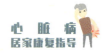

减少,特别是药物控制不理想者,应早期外科手术或介入手术。无明显症状者,多主张在学龄前择期手术。对于早产儿,用消炎痛可促使90%的动脉导管未闭者的导管关闭。

四、法洛四联症

1. 临床表现

(1)发绀:多见于毛细血管丰富的浅表部位,如唇、指(趾)甲床、球结膜等。多在出生后3~6个月出现,也有少数到儿童或成人期才出现。发绀在运动和哭闹时加重,安静时减轻。

(2)蹲踞:为法洛四联症患儿的特征性姿势,患儿常主动下蹲片刻,以缓解缺氧症状和发绀,多见于年长儿。

(3)杵状指(趾):由于长期处于缺氧环境,指(趾)毛细血管扩张增生,局部软组织和骨组织增生肥大,表现为指(趾)膨大如鼓槌状。

(4)阵发性缺氧发作:多见于婴儿。表现为阵发性呼吸困难、晕厥、抽搐、心力衰竭。

(5)整体发育落后:呼吸困难,常见并发症有脑血栓、脑脓肿、感染性心内膜炎。

2. 治疗

法洛四联症经过外科治疗可大大降低患儿的死亡率,预后主要取决于肺动脉狭窄程度及侧支循环情况。主要手术方式有根治手术、姑息手术、改善肺血流量手术,包括锁骨下动脉-肺动脉吻合术和上腔静脉右肺动脉吻合术等。

第四节　先天性心脏病患者术后能运动吗

先天性心脏病患者在手术之后,心脏原有的缺陷得到矫治,心功能会较快恢复,大部分人可以回到正常的生活,而运动可以帮助患者恢复得更好。

第五章　先天性心脏病康复希望在这里，请转给需要的人

一、先天性心脏病患者术后运动有益处

运动可以增加心率，提高心脏的输出量，心脏的泵血能力会增加。有规律的运动，可以提高四肢和躯干的工作效率；长期适量的运动，可使心肌收缩力增强，侧支循环改善，有利于心脏功能的恢复。

二、运动前的评估非常重要

（1）为了提高心脏康复的安全性及治疗的有效性，我们建议每位患者都到医院接受心肺功能评估，如症状限制性的心肺运动负荷试验、平板运动负荷试验、功率自行车负荷试验以及六分钟步行试验（详见心衰章节）。

（2）康复治疗师根据患者在运动测试中的表现，评估患者运动的安全性，并根据运动测试结果制订运动处方，然后向患者解释运动处方的具体内容。运动处方包括五要素：运动形式、运动强度、运动时间、运动频率、注意事项（详见心衰章节）。

在为患者制订运动处方时，可以根据下表，选择患者心脏能够承受的运动，以增加心肺适能。

增加心肺适能的运动处方（居家版）

形式	大肌群持续有节律进行，如轻快步行、慢跑、跑步、骑自行车、游泳、划船、越野滑雪、攀登楼梯、有氧舞蹈等；不做高强度抗阻训练，因其益处有限
强度	身体较差的人群推荐轻至中等强度运动（≈50% VO_2R 或心率储备）
频率	中等强度运动（5次/周），高强度运动（3次/周），组合中高等强度运动（3~5次/周）
持续时间	中等强度运动：30~60分钟/天(150分钟/周)；高强度运动：20~60分钟/天（75分钟/周）；组合中高强度运动：建议每天执行

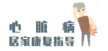

续表

剂量	推荐目标总量为500~1000（METs×分钟）/周。即使达不到该目标量，运动仍有效果
模式	持续运动10分钟以上，可多次进行，计算总时间。针对低适能患者可少于10分钟
渐进	渐进训练可改变运动持续时间、频率、强度，并可降低骨骼肌肉损伤和心血管不良事件的风险

第五节 先天性心脏病患者如何运动，很多人都忽视了

大部分先天性心脏病的患者都可以做适量的运动，例如适当的游戏、散步及课外活动等。运动后，如果没有出现气喘、异常疲劳或发绀的情况，就不必限制运动。那么该如何评估患者的活动能力及病情进展？很多人都忽视了！

一、哪些运动适合先心病患者

应严格按照运动处方在康复医生或专业康复治疗师指导下进行。主要为无监护的家庭活动或有监护的医院康复训练。有氧耐力训练和力量性训练比较适合先心病患者，如医疗性步行、快走、慢跑、医疗体操等。

二、什么情况下运动不安全

与运动危险有关的主要因素：年龄、心脏病病情及运动强度。年龄越小，因其对疾病及环境的风险无认知，危险越大。运动强度应由医生在进行评估后确定，每个人情况都不一样，不要进行超强度的运动。

第五章 先天性心脏病康复希望在这里，请转给需要的人

三、持之以恒地运动，提高运动耐力，过上更积极的生活

（1）若要使身体持久保持良好的效果，就应该长期坚持运动康复，将运动康复融入生活中，使其成为一种生活习惯。

（2）如果没有坚强的意志一个人单独运动是比较难坚持下去的，但是如能和朋友一起做可能会比较有乐趣，也容易坚持。但要避免和他人进行攀比。

（3）通过记录运动日志记录自己的身体及运动状况等情况，这样可能会促进坚持运动。

（4）有条件者可以佩戴计步器或运动记录手表等相应的辅助设备，这些设备可记录行走步数、消耗热量和心率等，将这些数据写在运动日志里，有利于养成好习惯。

（5）平日的购物、打扫卫生、上下楼梯、上下班、兴趣爱好等日常生活活动都是很好的运动锻炼项目。在每日的日常生活中要有意识地进行身体运动。

（6）若是处于急性发病期或病情尚未确诊，病情未能有效控制的情况下，建议先接受临床诊疗，再接受相关的评估以及心脏康复。

第六节 患了先天性心脏病还能重返工作，过上积极的生活吗

一、正确评估心脏的工作能力

（1）大多数先天性心脏病通过手术治疗可以得到根治，只要度过了手术的创伤期，逐渐恢复心肺功能、身体体能，以及正常的营养支持，通过1~3个月的医学复查随访，如果心脏功能逐渐恢复正常，心脏超声检查没有出现残余分流，就能恢复正常的个体生活。

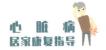

（2）有些复杂类型的先天性心脏病，例如法洛四联症等，可能需要分期多次手术或姑息手术。这些尚存在心脏结构畸形的患者需要严格的医学和康复评估，且建议到医疗机构接受个体化的康复指导治疗。

（3）运动前最好进行运动负荷试验，以确定安全的活动强度。

二、与您的医生团队讨论工作能力

（1）大多数通过矫治手术的患儿，经过医学评估，心功能恢复正常，一般3个月可以重返学校。

（2）成年先天性心脏病患者根治术后，经过医学评估，尤其是专业的心肺运动负荷试验，可以进行相应能量消耗等级的工作。康复治疗师根据各种活动的能量消耗水平（用METs衡量）可以对需要工作的病友进行心肺功能测试，并根据相应能量消耗水平进行职业规划指导。

第七节　做好这些，心脏病不再是困扰

先天性心脏病患者无论是术前还是术后，在生活中都要顾及安全，避免生活方式不当而出现心衰状况或反复肺部感染。

一、居家环境措施

（1）室温保持在20℃~22℃，湿度保持在55%~60%，并注意保持空气流通，环境安静，避免到人群聚集的地方。

（2）根据气候变化，及时添加衣服。如出现感冒症状，应高度重视，尽快到医院就诊，及时处理，控制病情。

（3）选取舒适的体位，保证充足的睡眠，促进患儿的生长发育。

（4）避免过度活动引起气促。

（5）大多数手术治疗的患者是胸骨正中切开伤口，因此短期内要避免搬动重物或上肢用力过猛现象，如工作、生活需要，可到医院心脏

第五章　先天性心脏病康复希望在这里，请转给需要的人

康复科寻求康复治疗师帮助进行提升上肢能力的训练。

二、饮食

（1）宜少食多餐，不宜过饱，以免加重心脏负担。鼓励摄入含高热量、高蛋白质的食物，增加能量密度及营养。具体内容可以参照第六章，得到专业的营养支持。

（2）2岁以下的患儿进食时应避免引起误吸而导致肺部感染。喂食不宜过急和过饱，避免出现呛咳、反流及吐奶现象。睡前的牛奶喂食应在睡前30分钟至1小时进行。

（3）保持大便通畅，对心脏病患者尤其重要。要注意食用新鲜蔬菜和水果，培养良好的定时大便习惯，防止便秘诱发危险。

三、个人卫生

1. 沐浴

出院后鼓励患者尽早进行沐浴，可对伤口以外的部位进行擦洗。

2. 勤换衣服

孩子好动多汗，家长要注意及时帮助孩子更换汗湿的衣服，以免着凉感冒。

四、情绪调整

先天性心脏病患者接受手术治疗后，是新生活的开始。他们虽然能很快适应正常的生活，但周围经常有许多好心人如家人、亲戚、朋友等，出于关怀和爱心，他们常会提醒："别爬楼、别骑车，很危险！""别干，你有心脏病！""不能向左睡！"等。

您可能会觉得您是个废人，什么都不能做，您和别人不一样。

因此，要加强科普教育，让患者树立对生活的信心。要帮助患者意识到，患者在医院的时候就已经在逐步康复，出院时已经可以正常行走。只要按照医生指导的正确的康复程序进行康复，个人生活能力

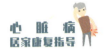

就可以很快提高。

五、出游和应急

（1）出游时要随身携带急救药品，避免穿紧身或过重的衣服运动。上坡时要相对减慢速度。避免在饱餐、心情不佳时运动。避免单独出游。对于骑单车技术不好的患者，不建议其选择骑单车作为运动方式，避免运动中发生意外。对于术后早期患者，建议运动中有专人陪同。

（2）如出现胸闷、呼吸急促、头晕、出冷汗等应立即停止运动，告知身边的人或联系家人，必要时急送医院。

第八节　患者随诊有多重要

一、定期随诊的重要性

（1）术后通常在1~3个月进行心脏外科复诊，以便医生动态掌握患者术后心功能恢复情况，及时发现异常情况，及时处理。

（2）随诊有利于医生根据患者心脏功能情况，指导患者家属掌握先天性心脏病患者的日常护理，建立合理的生活习惯，合理用药，预防感染和其他并发症。

二、需要定期检查哪些项目

（1）通过问诊和体格检查，并根据心电图、心脏超声、肺部X线和验血等检查结果，对恢复情况进行综合评估。

（2）对于正在服用利尿剂的患者，建议关注运动中是否出现低血压反应。

第五章　先天性心脏病康复希望在这里，请转给需要的人

三、需要向医生反馈的症状和体征

1. 患儿突然出现烦躁、哭闹、拒奶。
2. 出现呼吸加快、心率变化、心律异常。
3. 便秘、发绀等情况。

我们希望通过这一章内容能够为先天性心脏病患者提供更多有效的信息和康复计划，规避相关风险，帮助他们提高生活质量，减轻生活负担，鼓励他们向更加积极健康的生活迈进。

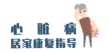

第六章 给心脏病患者一本营养"护照"

俗话说,疾病需要"三分治,七分养",很多疾病都需要营养配合,平素应该怎样吃才最合理?给心脏病患者一本居家康复营养"护照",让患者的心脏跳出最强音。

第一节 这才是医生心目中的"饮食清淡"

在我国,随着生活水平的提高,人们的膳食发生了很大改变。膳食结构不合理、高脂血症、高血压、糖尿病、肥胖和超重等因素的影响,使冠心病的发病率呈逐年上升的趋势,且发病年龄更趋年轻化,是我国居民死因构成中上升最快的疾病。

大量的流行病学研究和临床研究表明,心血管疾病与许多因素相关,除了不可改变的年龄和性别之外,其余高危因素大部分都与日常饮食和生活方式有关,其中不合理的膳食结构是引起动脉粥样硬化的重要因素。从膳食中摄入的饱和脂肪酸和胆固醇过多以及蔬菜和水果摄入不足等会增加心血管疾病发生的风险,而合理科学的膳食则可降低患病风险。

一、脂肪和胆固醇

研究表明,冠心病的发病和死亡与血胆固醇升高和过量摄入饱和脂肪酸显著相关。脂肪摄入量过多,尤其是饱和脂肪酸摄入增多可升高甘油三酯、胆固醇和低密度脂蛋白的水平。

1. 饱和脂肪酸

饱和脂肪酸主要存在于肥肉、肥的家禽的皮、猪油、棕榈油、椰子油、奶油等食物中。饱和脂肪酸进食过多,容易沉积在血管壁上,增加

第六章　给心脏病患者一本营养"护照"

血液的黏稠度，促进血栓形成；还能促进胆固醇吸收和肝脏胆固醇合成，使血清胆固醇和甘油三酯水平升高，因此应尽量避免食用这类含丰富饱和脂肪酸的食物。

2. 多不饱和脂肪酸

多不饱和脂肪酸主要存在于大豆油、玉米油、葵花籽油、棉籽油、芝麻油、花生油（含38%）中，适量摄入对于保持健康的血脂水平是有益的。除此之外，深海鱼类（如三文鱼、金枪鱼和鲭鱼）也含有较为丰富的多不饱和脂肪酸，其中的ω-3脂肪酸（DHA、EPA）更是具有改善血脂（降低甘油三酯、升高高密度脂蛋白）、预防血栓形成的保健作用，对预防冠心病有一定的作用，尤其适用于老年人等高脂血症的高危人群食用。

3. 单不饱和脂肪酸

单不饱和脂肪酸主要存在于橄榄油、茶油、菜籽油、花生油（含40%）中，单不饱和脂肪酸有降低血清胆固醇和低密度脂蛋白水平的作用，同时不影响血清高密度脂蛋白。适量摄入利于调节血脂水平，对防治高脂血症有益。

4. 反式脂肪酸

反式脂肪酸主要存在于起酥油、人造奶油、曲奇饼干、蛋糕、各类油炸油煎食物等中。膳食中反式脂肪酸的摄入量过高时（如超过5%）可升高血清低密度脂蛋白和胆固醇水平，降低高密度脂蛋白水平，易诱发动脉粥样硬化，增加冠心病的风险。有研究表明，反式脂肪酸摄入量占总能量2%以下时，冠心病的危险下降53%，故日常应尽量避免经常使用这类食物。

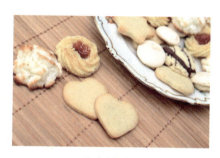

曲奇饼干

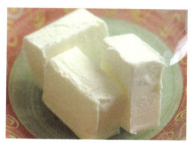

人造奶油

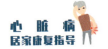

5. 胆固醇

血胆固醇主要来自膳食中的胆固醇摄入和内源性合成,食物中的胆固醇对内源性胆固醇的合成有反馈作用,当食物胆固醇摄入量较多时,则抑制内源性胆固醇合成。但此反馈机制仅存在于肝脏,而肠道的合成则不受其制约。故进食胆固醇过多,仍可使血胆固醇含量升高。

膳食胆固醇主要存在于动物内脏(脑、肾、肝)、鱼子、蟹黄、蛋黄等中,如进食过多,则导致血清胆固醇水平升高,因此应减少膳食胆固醇的摄入。常见食物的胆固醇含量详见附表1。

二、碳水化合物和膳食纤维

碳水化合物(糖类)摄入过多,会使血甘油三酯升高和高密度脂蛋白下降,其摄入的量和种类与冠心病的发病率相关。有研究表明,过多摄入富含果糖和蔗糖(单糖、双糖类)的甜食时,可使血浆中甘油三酯含量升高,而肥胖或已有高甘油三酯血症者升高更明显。若以淀粉(多糖)摄入为主时,升高的幅度则没那么明显。

膳食纤维是一类不能被消化的碳水化合物,有可溶性膳食纤维和不溶性膳食纤维两种,它可以缩短食物通过小肠的时间,减少胆固醇的吸收,在肠道与胆酸形成络合物,减少胆酸重吸收,从而降低血清胆固醇;还可以延缓葡萄糖在肠道的吸收,有利于降低冠心病的发病风险。

膳食纤维含量高的食物一般包括全谷粒的食物、豆类、蔬菜、水果,如燕麦、荞麦、高粱、玉米、大豆、韭菜、竹笋、大豆芽、菠萝、雪梨等。根据最新《中国居民膳食指南》的建议,每人每天摄入量为25~30克。常见食物的总膳食纤维含量详见附表2。

三、矿物质

1. 钠

中国膳食中约80%的钠来自烹调用盐、高盐调料(如酱油、味精、鸡精、蚝油、黄酱)以及盐腌的食物等。钠与高血压有密切的相关性,

第六章　给心脏病患者一本营养"护照"

因为钠具有保留水分的作用，摄入过多的钠会致血液内的水分增多，血容量加大，心脏负担加重，而高流量的血液对血管壁的压力加大，血压高易损伤血管内膜。血压偏高者与血压正常者相比，冠心病的发病危险显著增高。

一些干预研究证实，每天钠摄入量每降低100mmol/L，高血压者的收缩压可下降5.8mmHg，舒张压可下降2.5mmHg；钠摄入量减少50mmol/L可降低脑卒中死亡率22%，降低冠心病死亡率16%。故心血管疾病的人群日常应控制好钠的摄入量。常见食物的钠含量详见附表3。

2. 钾

膳食中的钾元素可对抗钠盐所引起的不利反应，钾可通过直接的扩血管作用和促进尿钠排出作用而降低血压。所以，高血压者的饮食原则是低钠高钾膳食。虽然证明钾补充剂对血压和心血管疾病有保护作用，但无须长期使用钾补充剂，建议日常多摄入蔬菜和水果来保证钾的摄入即可。若心衰尿少的患者容易出现高血钾，此时应该限制钾的摄入。常见食物的钾含量详见附表4。

四、烟酒

1. 烟

吸烟有害健康是众所周知的常识。吸烟会使血浆纤维蛋白原升高，增加血液黏稠度，促使血栓形成；还会促进动脉硬化，使冠状动脉痉挛风险明显增加，易发生心肌梗死、动脉硬化性闭塞症等，所以建议所有心血管疾病患者都应戒烟。

2. 酒

饮酒量与心血管疾病的危险度呈"U"型关系，适量或少量饮酒，血液中对冠心病有保护作用的高密度脂蛋白含量升高；但长期大量饮酒，是发生高血压的主要危险因素之一。尤其是酒精浓度高的白酒，它会使血管壁持续地收缩痉挛，血压持续增高，还会引起血清甘油三酯水平升高，诱发酒精性肝硬化，并加速动脉硬化，增加心肌损害和脑卒中、猝死的风险。

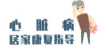

第二节 吃对了，不吃药！心脏病的饮食原则

一、冠心病

（1）维持能量平衡，达到或保持理想体重，BMI尽量控制在18.5~24[BMI= 体重（千克）/ 身高的平方 (m^2)]（BMI分类见附表5）。

（2）减少膳食中脂肪的总量，少吃含有人造黄油的糕点，以及含有起酥油的饼干和油炸油煎类食品。脂肪产能比占20%~25%，不宜超过30%；其中饱和脂肪酸提供的热量不应超过总热量的7%，多不饱和脂肪酸不超过总热量的10%，反式脂肪酸不超过总能量的1%。

（3）减少膳食中胆固醇的摄入量。预防冠心病时，饮食中每日胆固醇摄入量限制在300毫克以下；治疗冠心病时（严重高胆固醇血症、冠心病等），饮食中每日胆固醇摄入量建议限制在200毫克以下，少吃动物内脏、猪皮、蹄髈、鱼子、蟹黄等。

（4）碳水化合物宜选用多糖类，建议主食粗细结合，多选用粗加工的谷类；同时控制单糖、双糖及其制品的摄入（如糕点、糖果、含糖果汁等）。增加膳食纤维的摄入，可从全谷食物和蔬菜、水果中获取，包括燕麦、荞麦、绿叶菜、十字花科蔬菜、豆类、水果等，有助于降低胆固醇和血糖，减少患冠心病、脑卒中和高血压的风险。

（5）蛋白质摄入适量，其中动物来源的蛋白质不宜过多，尤其是红肉的摄入量应控制在80~100克，多选用鱼肉（尤其是海鱼）；也可用豆类及其制品代替部分动物性蛋白质，如黄豆、豆腐、腐竹、豆浆、豆干等。

（6）减少膳食中钠的用量，每日食盐摄入量控制在6克以内，有高血压者应控制在5克以内，甚至更低。应限制包括食盐、味精、鸡精、酱油、蚝油、黄豆酱、咸菜、榨菜、咸鱼、咸蛋等在内的所有调味品和盐腌食品。

第六章　给心脏病患者一本营养"护照"

（7）戒烟限酒：减少酒精饮料的摄入，没有饮酒习惯者不建议饮酒。如有饮酒习惯者，建议男性每天的饮酒量（酒精）不超过 25 克，相当于 50 度白酒 50 毫升，或 38 度白酒 75 毫升，或葡萄酒 250 毫升，或啤酒 750 毫升。女性则在此基础上减半。

（8）其他：少量多餐，避免过饱，忌浓茶和浓咖啡。

二、心力衰竭

（1）适当限制水的摄入。当采用低钠膳食时，可不必严格限制进水量。但因为过多液体量可加重循环负担，故建议成人液体量为每天 1000~1500 毫升，包括饮食摄入量和输液量。若心衰较重，则饮水量要进一步减少，甚至低于每天 1000 毫升。

（2）高脂肪饮食在胃内停留时间长，容易出现胃部胀满不适感；且高脂肪对心血管疾病不利，建议每天不超过 60 克。适量增加富含 ω–3 脂肪酸的海鱼可以降低甘油三酯，预防房颤，甚至有可能降低心衰的病死率。

（3）蛋白质的特殊动力作用可能会增加心脏负担，因此主张每天每千克体重摄入蛋白质不超过 0.8 克。

（4）碳水化合物宜选用淀粉类食物，避免过多的单糖及双糖类食物。

（5）限制钠盐摄入。根据充血性心力衰竭的程度，轻度心衰患者每日钠的摄入量应控制在 2000 毫克，相当于 5 克食盐；中度心衰者应控制在 1000 毫克以内，相当于 2.5 克食盐；重度心衰者每日钠的摄入量不得超过 500 毫克，相当于 1.25 克食盐。若使用利尿剂者可适当放宽。

（6）多食新鲜蔬菜和水果。长期使用利尿剂的患者应多吃含钾丰富的食物，例如土豆、香菇、紫菜、西红柿、香蕉、橘子等。若出现高钾血症时应控制钾的摄入量，少吃含钾较多的食物。

（7）适当限制能量的摄入，体重维持在正常或略低于正常的水平，从而减轻心脏的工作负荷。

（8）心衰患者容易缺乏维生素 B 族（包括叶酸和维生素 B_6）与维生素 C，可补充相关的制剂。有研究表明，摄入较多的叶酸和维生素 B_6 与心衰及脑卒中死亡风险降低有关，同时有可能降低高同型半胱氨酸。

（9）其他：少量多餐，食物以软、烂、细为主，易于消化。

三、先天性心脏病

1. 术前营养

（1）母乳喂养的婴儿，建议在母乳喂养的基础上添加专用的母乳添加剂，使母乳热量提高到 80~90 千卡 /100 毫升，并采取少量多餐的方式，一次不能喂太多。喂奶时随时注意患婴情况，如出现发绀、呼吸过快的现象时，应立即停止喂奶。非母乳喂养患婴，可以考虑选择高热卡营养强化的特殊医学用途婴儿配方粉，在满足其能量和营养需求的同时，减轻心脏负荷。

（2）合并心功能不全和胃食管反流的患儿易出现吸吮无力、吐奶的现象，可采用少量、多次的喂奶方式；同时减少或控制饮水量，以减轻心脏容量负荷。喂奶最好采取半坐卧 45°的姿势，发绀型的患儿采取膝胸体位（膝盖靠近胸口），有助于增加婴儿的吸吮力。

（3）幼儿和儿童年龄段的患儿，鼓励其摄入含高能量、高蛋白质的食物，增加能量密度及营养。

2. 术后营养

（1）小儿先心病术后宜少食多餐，不宜过饱，以免加重心脏负担。若是小婴儿因气促无力吸奶时，可用勺子喂，或分数次哺养。

（2）根据病情程度来控制食盐的摄入，如病情需要应用利尿剂、洋地黄制剂时，也要限制水的摄入，避免出现水肿，导致心功能不全。

（3）当有低钾血症时可多补充含钾量丰富的食物，如土豆、香菇、紫菜、西红柿、香蕉、橘子等。

（4）对于无法正常进食或进食量不足者建议采用肠内营养支持治疗，宜选择高能量密度的营养制剂，如小婴儿可用小百肽、蔼儿舒制剂等。

第六章　给心脏病患者一本营养"护照"

必要时采用静脉营养。

先心病患者成年后，也会面对着与普通人一样的心血管疾病危险因素，其风险率甚高。故可参考成年人的冠心病饮食注意事项。

四、心脏瓣膜病

（1）有严重心脏瓣膜病的患者应少量多餐，进食富含蛋白质、维生素且易消化饮食，如鱼、肉、蛋、奶等，以增强抵抗力，促进机体恢复，既利于心功能稳定又利于肠道吸收。

（2）当合并心力衰竭时，应适当限制钠盐摄入，并适当限制水分摄入，具体参考心力衰竭相关章节。

（3）行人工机械瓣膜置换的患者需终身服用抗凝药物，而富含维生素K的食物对抗凝药物有拮抗作用，可使凝血酶原时间缩短，影响抗凝药的药效；故不宜长期大量食用某种富含维生素K的食物，如芥蓝、菠菜、叶生菜、卷心菜、甘蓝、芦笋、沙拉调味品等，平时饮食中上述食物的分量应保持相对稳定。

其余注意事项可参考冠心病的饮食原则。

第三节　油腻了？心脏病患者居家饮食

一、控制总能量，维持理想体重

膳食摄入总量过多，超过人体的消耗，必然会导致肥胖。肥胖若伴有高血压、高血糖或高胆固醇血症，将显著增加冠心病发病的风险。

1. 每日总能量

每日总能量 = 理想体重（千克）× 每千克理想体重所需要的能量

理想体重 = 身高（cm）−105

成人每日能量供给量表（千卡/千克理想体重）

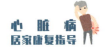

体型	卧床	轻体力活动*	中体力活动*	重体力活动*
消瘦	20~25	35	40	40~45
正常	15~20	30	35	40
超重或肥胖	15	20~25	30	35

* 不同体力活动所包含的工种详见附表6

举例说明：

李某，男性，49岁，体重70千克，身高166厘米，轻体力活动强度。

（1）首先计算理想体重 =166−105=61（千克）。

（2）计算 BMI=70÷1.66^2=25.4，属于正常体型。

（3）查上表，按轻体力活动强度，正常体型每日热能供给量为30千卡/千克理想体重。

（4）计算一天总热量：30×61=1830（千卡）。

2. 根据总能量决定每日的主副食定量

为方便起见，大家可以参考2016年《中国居民膳食指南》中不同能量需要的平衡膳食模式和食物量表，再结合自身的情况适当调整即可。

不同能量需要水平的平衡膳食模式和食物量

食物种类（克）	不同能量摄入水平（千卡）							
	1000	1200	1400	1600	1800	2000	2200	2400
谷类	85	100	150	200	225	250	275	300
全谷物及杂豆	适量	适量	50~150	50~150	50~150	50~150	50~150	50~150
薯类	适量	适量	50~100	50~100	50~100	50~100	50~100	50~100
蔬菜	200	250	300	300	400	450	450	500
深色蔬菜	占所有蔬菜的1/2							
水果	150	150	150	200	200	300	300	350
畜禽肉类	15	25	40	40	50	50	75	75
蛋类	20	25	25	40	40	50	50	50

第六章　给心脏病患者一本营养"护照"

续表

食物种类（克）	不同能量摄入水平（千卡）							
	1000	1200	1400	1600	1800	2000	2200	2400
水产品	15	20	40	40	50	50	75	75
乳制品	500	500	350	300	300	300	300	300
大豆	5	15	15	15	15	15	25	25
坚果	–	适量	适量	10	10	10	10	10
烹调油	15~20	15~20	20~25	20~25	25	25	25	30
食盐	<2	<3	<4	<6	<6	<6	<6	<6

二、控制脂肪与胆固醇摄入

饱和脂肪酸和胆固醇摄入过量是导致高脂血症的主要膳食因素。饱和脂肪酸和胆固醇主要来源于动物性食物如动物内脏（如肝脏、肾脏、脾脏等）、猪脑、牛脑、鱼子、蟹黄等，应减少这类食物摄入；同时要避免来自加工食品的反式脂肪酸，少食用人造黄油、奶油蛋糕、曲奇、糕点以及油炸油煎类食品。

动物性食物可选择瘦肉、鱼类、去皮禽类、奶类等，推荐经常食用鱼类（海鱼可每周食用2~3次），奶类可选择低脂或脱脂牛奶代替全脂牛奶，还可用豆制品代替部分肉类。每人全天膳食中烹调油用量为20~30克（2~3平汤匙），可交替使用各种植物油，如大豆油、花生油、玉米油、葵花籽油、茶油、橄榄油、芝麻油等，尽量不用动物油，如猪油、牛油、羊油等。

三、合理选择主食，提倡粗细粮搭配

《中国居民膳食指南》中一直提倡要食物多样，谷类为主，粗细搭配。建议日常饮食中增加一些大米、白面这些细粮以外的谷类及杂豆，包括小米、高粱、玉米、黑米、荞麦、燕麦、薏米、红小豆、绿豆、芸豆等。粗粮中含有较多的膳食纤维，可缩短食物通过小肠的时间，减少胆固醇

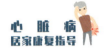

的吸收，降低血中胆固醇水平，还有利于控制餐后血糖，缓解便秘，对心血管疾病的人群有利。

尽量少吃纯糖食物及其制品，像糖果、蜜饯、巧克力、冰激凌、甜点心等，以免肥胖及升高血甘油三酯。

四、多吃蔬菜和水果

应多吃蔬菜和水果。蔬菜和水果富含植物化学物质，是微量营养素、膳食纤维和天然抗氧化物的重要来源，是胡萝卜素、维生素 B_2、维生素 C、叶酸、钙、钾、镁的良好来源。每天新鲜蔬菜的摄入量应在 300~500 克，最好深色蔬菜约占一半。水果应摄入 200~350 克。多吃蔬菜和水果，可增加膳食纤维，能够降低餐后血糖和血脂，帮助肥胖患者降低体重。

常见的深色蔬菜有：菠菜、油菜、冬寒菜、芹菜叶、蕹菜（空心菜）、莴笋叶、芥菜、西蓝花、西洋菜、小葱、茼蒿、韭菜、萝卜缨等。

常见的红色或橘红色蔬菜有：西红柿、胡萝卜、南瓜、红辣椒等。

常见的紫红色蔬菜有：红苋菜、紫甘蓝、蕺菜等。

五、减少盐摄入

中国营养学会建议健康成年人一天盐（包括酱油和其他调味品）的摄入量不超过 6 克。合并有高血压的患者，需要控制得更低。

（1）其他含钠丰富的调味品，如味精、鸡精、黄豆酱、豆瓣酱、酱油、蚝油以及榨菜、腐乳等同样算在 6 克钠盐内。某些腌、熏食品（如咸肉、咸鱼、咸菜、酱菜等）和加工食品（如火腿肠、方便面、膨化食品等）也含有很多的钠盐，都应少吃。

（2）10 毫升酱油含有 1.6~1.7 克盐，10 克豆瓣酱含盐 1.5 克，一小袋 15 克的榨菜、酱大头菜、冬菜含盐量约为 1.6 克，一块 20 克的腐乳含盐 1.5 克。

该如何减少盐的摄入量呢？

* 每天盐摄入采取总量控制，用量具（限盐勺）量出，每餐按量放

第六章　给心脏病患者一本营养"护照"

入菜肴。

＊可在菜肴烹调好后再放入盐或酱油，或炒好菜后再醮盐或酱油食用，以达到调味的目的。

＊烹制菜肴时多用醋、柠檬、香料、姜等调味，提高菜肴的鲜香味，有助于适应少放盐。

＊烹制菜肴时如果加糖会掩盖咸味，尽量少放。

＊肉类烹饪时用盐较多，适量减少食肉可减少盐的摄入，相反蔬菜不易吸盐，可适量增加。

六、养成良好的饮食习惯

有心脏病的人日常要养成良好的饮食习惯，少量多餐，饥饱适度，不暴饮暴食，以免引起心绞痛及心肌梗死。日常烹调多采用煮、炖、氽、蒸、烩等少油的方法，少用油炸、油煎等。同时戒烟限酒，少喝浓茶和浓咖啡，以免咖啡因含量过多，兴奋大脑，影响睡眠，对心脏不利。

第四节　今天您的热量超标了吗

常见食物的标准量

食物类别	克/份	热量（千卡）	备注
谷类	50~60	160~180	面粉50克=70~80克馒头 大米50克=100~120克米饭
薯类	80~100	80~90	红薯80克=马铃薯100克 （热量相当于0.5份谷类）
蔬菜类	100	15~35	高淀粉类蔬菜，如甜菜、鲜豆类应注意热量高的蔬菜，每份的用量应减少
水果类	100	40~55	100克梨和苹果相当于高糖水果枣25克，柿子65克

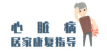

续表

食物类别		克/份	热量（千卡）	备注
畜禽肉类	瘦肉（脂肪<10%）	40~50	40~55	瘦肉的脂肪含量<10% 肥瘦肉的脂肪含量为10%~35%
	肥瘦肉（脂肪10%~35%）	20~25	65~80	肥肉、五花肉脂肪含量一般超过50%，应减少食用
水产品类	鱼类	40~50	50~60	
	虾贝类		35~50	
蛋类（含蛋白质7g）		40~50	65~80	鸡蛋50克
大豆类（含蛋白质7g）		20~25	65~80	黄豆20克=北豆腐60克=南豆腐110克=内酯豆腐120克=豆干45克=豆浆360~380毫升
坚果类（含油脂5g）		10	40~55	淀粉类坚果相对能量低，如葵花籽10克=板栗25克=莲子20克（能量相当于0.5份油脂类）
乳制品	全脂（含蛋白质2.5%~3.0%）	200~250毫升	110	200毫升液态奶=20~25克奶酪=20~30克奶粉 全脂液态奶，脂肪含量约为3%，脱脂液态奶，脂肪含量<0.5%
	脱脂（含蛋白质2.5%~3.0%）	200~250毫升	55	
水		200~250毫升	0	

表格数据来源于《中国居民膳食指南（2016）》

备注：

（1）谷类按40克碳水化合物等量原则进行代换，每份蛋白质大约5克。薯类按20克碳水化合物等量原则进行代换，热量相当于0.5份谷类，每份蛋白质大约2克。

（2）蛋类和大豆按7克蛋白质，乳类按5~6克蛋白质等量原则进行代换。脂肪不同时，热量有所不同。

（3）畜禽肉类、鱼虾类以热量为基础进行代换，参考脂肪含量区别。

（4）坚果类按5克脂肪等量原则进行代换，每份蛋白质大约2克。

第六章　给心脏病患者一本营养"护照"

标准量具的定义和用途

直口碗

直径：11cm
用途：一碗，主要用于衡量主食类食物的量

钱式盘

直径：22.7cm
用途：一盘，主要用于衡量副食的量

圆柱形杯子

容量：250ml
用途：一杯，主要用于衡量奶、豆浆等液体食物的量

瓷勺

容量：10ml
用途：一勺，衡量油、盐的量

乒乓球

用途：一球，比较鸡蛋、奶酪和肉的大小

网球

用途：比较水果的大小

参考手势的定义和用途

规格和尺寸：
两手并拢，一捧可以托起的量
用途：
双手捧，衡量蔬菜类食物的量

规格和尺寸：
一只手可以捧起的量
用途：
单手捧，衡量大豆、坚果等颗粒状食物

规格和尺寸：
食指与拇指弯曲接触可拿起的量
用途：
一把，衡量叶茎蔬菜的量，一手抓起或握起的量，衡量水果的量

规格和尺寸：
一个掌心大小的量
用途：
一个掌心，衡量片状食物的量

规格和尺寸：
五指向内弯曲握拢的拳头大小的量
用途：
一拳，衡量球形、块状等食物的大小

规格和尺寸：
两指并拢的长和宽
用途：
两指，衡量肉类、奶酪等的量

备注：图中的手为中等身材成年女性的手

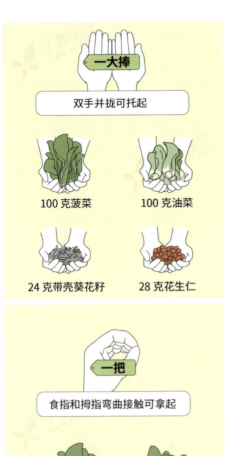

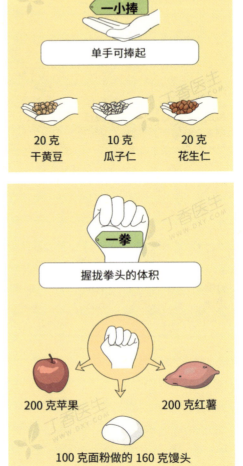

第六章 给心脏病患者一本营养"护照"

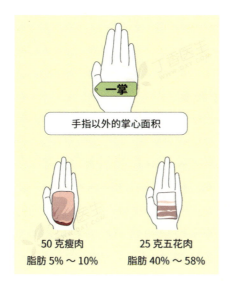

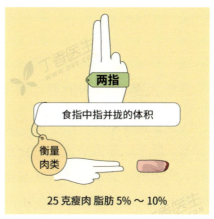

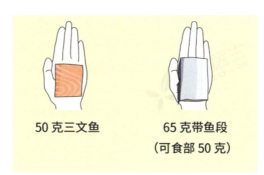

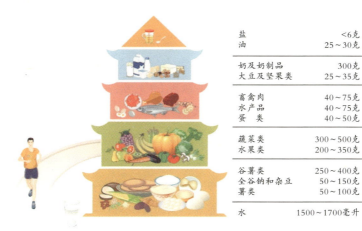

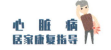

附

老年人膳食指南的要点和操作指导

1. 少量多餐细软,预防营养缺乏

不少老年人牙齿缺损,消化液分泌减少和胃肠蠕动减弱,容易出现食欲下降和早饱现象,造成食物摄入量不足和营养素缺乏,因此老年人膳食更应注意合理设计、精准营养。

对于高龄老年人和身体虚弱以及体重出现明显下降的老年人,应特别注意增加餐次,除三餐外可增加2~3次餐,保证充足的食物摄入。食量小的老年人,应注意在餐前和餐时少喝汤水,少吃汤泡饭。对于有吞咽障碍和80岁以上老年人,可选择软食,进食中要细嚼慢咽,预防呛咳和误吸;对于贫血,钙和维生素D、维生素A等营养缺乏的老年人,建议在营养师和医生的指导下,选择适合自己的营养强化食品。

2. 主动足量饮水,积极户外活动

老年人身体对缺水的耐受性下降,要主动饮水,每天的饮水量达到1500~1700毫升,首选温热的白开水。但有心力衰竭的患者,要根据医生的医嘱限制水的摄入。

户外活动能够更好地接受紫外线照射,有利于体内维生素D合成和延缓骨质疏松的发展。一般认为老年人每天户外锻炼1~2次,每次1小时左右,以轻微出汗为宜,或每天至少步行6000步。注意每次运动要量力而行,强度不要过大,运动持续时间不要过长,可以分多次运动。

3. 延缓肌肉衰减,维持适宜体重

骨骼肌肉是身体的重要组成部分,延缓肌肉衰减对维持老年人活动能力和健康状况极为重要。延缓肌肉衰减的有效方法是吃动结合,一方面要增加富含优质蛋白质的瘦肉、海鱼、豆类等食物的摄入,另一面要进行有氧运动和适当的抗阻运动。

老年人体重应维持在正常稳定水平，不应过度苛求减重，体重过高或过低都会影响健康。从降低营养不良风险和死亡风险的角度考虑，70岁以上的老年人的BMI应不低于20kg/m²为好。血脂等指标正常的情况下，BMI上限值可略放宽到26kg/m²。

4. 摄入充足食物，鼓励陪伴进餐

老年人每天应至少摄入12种及以上的食物。采用多种方法增加食欲和进食量，吃好三餐。早餐宜有1~2种以上主食、1个鸡蛋、1杯奶，另有蔬菜或水果。中餐、晚餐宜有2种以上主食，1~2种荤菜、1~2种蔬菜、1种豆制品。饭菜应色香味美、温度适宜。

老年人应积极主动参与家庭和社会活动，主动与家人或朋友一起进餐或活动，积极快乐享受生活。适当参与食物的准备与烹饪，通过变换烹饪方法和食物的花色品种，烹制自己喜爱的食物，提升进食的兴趣，享受家庭的喜悦和亲情的快乐。对于孤寡、独居的老年人，建议多结交朋友，或者去集体用餐地点（社区老年食堂或助餐点、托老所用餐），增进交流，促进食欲，摄入更多、更丰富的食物。

对于生活自理有困难的老年人，家人应多陪伴，采用辅助用餐、送餐上门等方法，保障食物摄入和营养状况。家人应对老年人更加关心照顾，陪伴交流，注意饮食和体重变化，及时发现和预防疾病的发生与发展。

第五节　中医食疗

中医所述"胸痹"与西医所指的冠心病关系密切，其他如心包炎、二尖瓣脱垂、病毒性心肌炎、心肌病等亦可参照其内容辨证论治。

胸痹证型分为心血瘀阻证、气滞血瘀证、痰浊闭阻证、寒凝心脉证、气阴两虚症、心肾阴虚证、心肾阳虚证。我们结合临床常见的分类，重点介绍以下几种证型的食疗方。

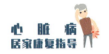

一、心血瘀阻

【主要表现】胸闷胸痛,如刺如绞,痛有定处,入夜为甚。可因暴怒、劳累而加重。舌苔薄,舌质紫暗或有瘀点瘀斑,舌下脉络瘀滞,脉弦涩。

【食疗原则】活血化瘀、通脉止痛。

【食疗参考】

1. 双耳滚瘦肉

材料:银耳、黑木耳(干)各5克,瘦猪肉50~100克。

制作方法:将黑、白木耳用温水泡发,去除浮尘及泥沙,摘去硬的根蒂,洗净备用。瘦猪肉洗净切薄片或丝,在锅里加入适量清水,加入黑、白木耳和瘦猪肉,大火滚沸后改用中小火再煮20~30分钟即可调味食用。

注意事项:对于无糖尿病、肥胖等问题的人群,也可用黑、白木耳做甜羹或煮粥食用。

2. 田七桃仁炖瘦肉

材料:田七3克、桃仁5克、瘦猪肉100克。

制作方法:田七、桃仁用水稍清洗,将桃仁捣碎后与田七一起用纱布袋装好系紧做成药袋。瘦猪肉洗净后与药袋一起放入炖盅内,加入适量清水,加盖隔水炖约2小时即可调味食用。

注意事项:桃仁不宜过量,过量易出现头晕、心悸等现象。

3. 山楂粥

材料:山楂10克、红枣2枚、粳米50克。

制作方法:将山楂洗净对半切开。红枣洗净,去核,切小片。粳米淘洗干净,一起放入锅内,如常法煮粥即可(不耐酸者可添加少量糖)。

注意事项:山楂味酸,胃酸分泌过多的人不宜过量食用。

二、心肾阳虚

【主要表现】胸闷气短,精神倦怠,身寒肢冷,四肢欠温或肿胀,面色㿠白,心悸自汗,夜尿频数,舌苔薄白,舌体胖,脉沉细或无力。

第六章 给心脏病患者一本营养"护照"

【食疗原则】温补阳气。

【食疗参考】

1. 杜仲黄芪煲瘦肉

材料：杜仲10克、黄芪10克、瘦猪肉150克、生姜3片。

制作方法：将杜仲、黄芪用清水洗净，瘦猪肉洗净切大块，生姜切片，一起放入瓦煲内，加入适量清水，大火滚沸后改用中小火再煲约1小时，即可调味食用。

注意事项：使用黄芪出现上火症状时，可改用五指毛桃。

2. 肉苁蓉核桃煲羊肉

材料：肉苁蓉10g、核桃3个、党参20克、羊肉150g、生姜5片。

制作方法：将肉苁蓉、党参用水洗净，稍浸泡。核桃去壳取仁对半切开。羊肉洗净，切块后飞水（用生姜、料酒、桂皮等处理）。将所有食材和药材一起放入瓦煲内，加入适量清水，大火滚沸后改用中小火再煲1.5个小时，即可调味食用。

注意事项：羊肉汤较膻且含有一定的饱和脂肪，建议加用生姜祛膻，并选择瘦羊肉（里脊），喝汤时去浮油。

3. 鹿茸人参炖鸡

材料：鹿茸5克、人参5克、淮山30克、鸡肉150克。

制作方法：将人参、鹿茸、淮山洗净，鸡肉去皮洗净切块，所有药材和食材一起放入炖盅内，加入适量清水，加盖后隔水炖约2小时，即可调味食用。

注意事项：煲汤时鸡应去皮，且撇去浮油。易上火或虚不受补的人不宜过量食用。

三、心肾阴虚

【主要表现】胸闷心悸，烦热不寐，心悸盗汗，面颊潮红，腰酸头晕，口干便秘，舌苔薄白或无苔，舌红少津，脉细数或促。

【食疗原则】滋阴清火、养心和络。

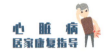

【食疗参考】

1. 黑芝麻桑葚粥

材料：黑芝麻 30 克、桑葚 20 克、蜂蜜适量、粳米 50 克。

制作方法：将黑芝麻、桑葚、粳米分别洗净后一同捣碎，再放入锅内加水适量共煮成糊状，可加少量蜂蜜服食。

注意事项：合并有糖尿病或严重高血脂的人不宜多放蜂蜜。

2. 二冬百合煲瘦肉汤

材料：干百合 10 克、麦冬 10 克、天冬 10 克、瘦猪肉 150 克。

制作方法：将百合、麦冬、天冬洗净，稍浸泡，瘦猪肉洗净切块，所有材料一起放入瓦煲内，加入适量清水，大火滚沸后改用中小火煲约 1 小时即可调味食用。

注意事项：百合干也可以用鲜百合代替，分量增加。

3. 酸枣仁麦冬煲瘦肉

材料：酸枣仁 10 克、麦冬 10 克、茯苓 20 克、瘦猪肉 150 克。

制作方法：将酸枣仁、麦冬、茯苓洗净后，稍浸泡，瘦猪肉洗净切大块，所有材料一起放入瓦煲内，加入适量清水，大火滚沸后改用中小火煲约 1.5 小时即可调味食用。

注意事项：酸枣仁能养心阴，对于心肾不足、阴虚阳亢所致的心悸、失眠与麦冬配合可有较好的食疗作用。

四、气阴两虚

【主要表现】心胸隐痛，时作时休，心悸气短，动则明显，伴倦怠乏力，声息低微，面色㿠白，易汗出，舌质淡红，舌体胖，苔薄白，脉虚缓或结代。

【食疗原则】益气养阴、活血通络。

【食疗参考】

1. 淮山玉竹煲排骨

材料：鲜淮山 100 克、玉竹 10 克、排骨 150 克。

制作方法：将鲜淮山去皮，切段条，与玉竹一同洗净，排骨洗净后飞水处理，将所有材料放入瓦煲内，加入适量清水，大火滚沸后改用中小火煲约 1.5 小时即可调味食用。

注意事项：最好用河南焦作铁棍淮山，药效更佳。也可用干淮山代替（分量减为 30 克）。

2. 参麦饮

材料：太子参 10 克、麦冬 20 克、五味子 3 克。

制作方法：将太子参、麦冬、五味子洗净后，加水煮汁，代茶饮用。

注意事项：五味子味酸，可加用少量冰糖或蜂蜜，有糖尿病或高血脂的人不宜饮用或改用甜味剂代替冰糖或蜂蜜。

3. 洋参灵芝三七煲瘦肉

材料：西洋参 5 克、田七 3 克、灵芝 3 克、瘦猪肉 150 克。

制作方法：将西洋参、田七、灵芝洗净后稍加浸泡，瘦猪肉洗净后切块，将所有材料放入瓦煲内，加入适量清水，大火滚沸后改用中小火煲约 1.5 小时，即可调味食用。

注意事项：也可以将西洋参、灵芝、三七打粉后服用，作保健用途时分量宜小。

五、痰浊闭阻

【主要表现】胸脘痞闷，心前区痛，心悸心慌，痰多气短，倦怠乏力，肢体沉重，恶心腹胀，苔浊腻或白滑，脉沉滑或滑兼结代。

【食疗原则】化痰泄浊。

【食疗参考】

1. 薤白粥

材料：薤白 30 克、葱白 20 克、粳米 50 克。

制作方法：将薤白、葱白洗净切细丝，粳米淘洗后如常法煮粥，粥快熟后放入薤白、葱白，熟后调味即可食用。

注意事项：薤白又称山蒜，小根蒜，有通阳散结，行气导滞的作用，对于胸痹出现的胸脘痞闷、咳喘痰多有一定的食疗作用。本粥适用于寒

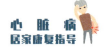

痰者。

2. 三仁汤

材料：瓜蒌仁10克、薏苡仁20克、冬瓜仁20克。

制作方法：将瓜蒌仁、薏苡仁和冬瓜仁分别洗净后放入锅内，加入适量清水，大火滚沸后改用中小火煲约1小时，喝汤吃渣。

注意事项：本汤适用于热痰者，故寒痰者不宜使用。

3. 陈皮淮薏煲瘦肉

材料：淮山30克、茯苓20克、薏苡仁20克、陈皮5克、瘦猪肉150克。

制作方法：将淮山、茯苓、薏苡仁洗净稍浸泡，陈皮去浮尘，瘦猪肉洗净切大块，一起放入瓦煲内，加入适量清水，大火滚沸后改用中小火再煲1.5小时，即可调味食用。

注意事项：痰湿壅滞、胸膈满闷、咳嗽痰多时均可放入少量陈皮以燥湿化痰、理气健脾，但由于本品口感偏苦，故食疗时用量不宜过大。

六、气滞血瘀

【主要表现】心胸满闷，隐痛阵发，痛有定处，时欲太息，遇情志不遂时容易诱发或加重，或兼有脘腹胀闷，得嗳气或矢气则舒，舌暗苔薄或薄腻，舌质紫黯或有瘀斑，脉弦细或涩。

【食疗原则】疏肝理气、行气活血。

【食疗参考】

1. 佛手延胡香附猪肝汤

材料：佛手3克、延胡索3克、香附5克、猪肝50克、瘦猪肉100克、蜜枣1颗。

制作方法：将佛手、延胡索、香附洗净后稍浸泡，猪肝切片，瘦猪肉切块，蜜枣对半切开，所有材料一同放入炖盅内，加入适量清水，加盖后隔水炖约2小时，即可调味食用。

注意事项：本汤中的中药材口感偏苦，故建议放入一颗蜜枣调和味道。胆固醇偏高的人只喝汤不吃汤渣（猪肝胆固醇含量高）。

2. 地参粥

材料：地参 100 克、大枣 2 颗、粳米 50 克。

制作方法：将地参的地下茎择洗干净，切碎备用，大枣去核，切片，粳米淘洗干净，将所有材料一起放入锅内，如常法煮粥即可。

注意事项：地参又称为地瓜儿苗、地笋，是一种根茎类的食物，其中地下茎部分可以鲜食或煮粥，嫩叶可以做汤或炒食，有活血、利水、益气的作用。

3. 玫瑰茉莉花茶

材料：玫瑰花 10 朵、茉莉花 5 朵。

制作方法：将玫瑰花、茉莉花稍清洗后放入杯中，加入开水，加盖焖数分钟，即可饮用。

注意事项：玫瑰花有理气解郁、活血散瘀的作用；茉莉花有行气止痛，解郁散结的作用，两者搭配适用于肝气郁结、气滞血瘀者。

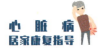

附表1

常见食物的胆固醇含量（毫克/100克）

食物名称	含量（毫克）	食物名称	含量（毫克）
猪脑	2571	鹅蛋黄	1696
牛脑	2447	鹅蛋	704
羊脑	2004	咸鸭蛋	647
猪肝	288	鹌鹑蛋	515
鸡蛋黄	1510	虾米	525
土鸡蛋	1338	虾皮	428
鸡蛋	585	鹅肝	285
松花蛋（鸭蛋）	608	墨鱼（干）	316
松花蛋（鸡蛋）	595	鸡肝	356
鸭蛋	565	猪肾	354
鸭蛋黄	1576	羊肝	349
鱿鱼（干）	871	鸭肝	341
银鱼	361	牛肺	306
猪皮	304	牛肝	297
猪肺	290	牛肾	295
猪肝	288	鹅肝	285
河蟹	267	鲍鱼	242
明虾	273	河虾	240
黄油	296	酥油	227
猪蹄	192	肯德基炸鸡	198

注：以上数据引自杨月欣主编的《中国食物成分表》

附表 2

常见食物的总膳食纤维含量（克/100 克）

食物名称	含量（克）	食物名称	含量（克）
大麦（麸）	70.0	白芸豆	17.7
麦（麸）	42.4	黄豆	15.0
燕麦（麸）	22.2	芝麻	15.4
麦胚	14.0	杏仁（烤）	11.2
麦粒	12.6	扁豆（小）	11.4
蚕豆	14.5	燕麦面	9.6
杏仁（烤）	11.2	椰子（肉）	9.0
开心果	10.8	核桃	3.8
花生（炒）	8.0	猕猴桃	3.4
空心粉	4.3	绿菜花	3.3
香葱	3.2	玉米（甜）	3.2
梨子	3.0	白薯（煮）	3.0
菠菜	2.6	茄子	2.9
胡萝卜	2.4	韭菜	2.9
草莓	2.2	菠菜	2.6
荠菜	2.0	苹果	2.0

注：以上数据引自《中国营养科学全书》

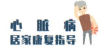

附表 3

常见食物的钠含量（毫克/100 克）

食物名称	含量（毫克）	食物名称	含量（毫克）
味精	8160.0	豆瓣酱	6012.0
酱油	5757.0	榨菜	4252.6
萝卜干	4203.0	花生酱	2340.0
腐乳（白）	2460.0	臭豆腐	2012.0
咸鸭蛋	2706.1	葵花子（炒）	1322.0
炸素虾	1440.0	墨鱼（干）	1744.0
虾米	4891.9	鱿鱼（干）	965.3
鲍鱼	2011.7	腊肠	1420.0
方便面	1144.0	火腿	1086.7
开心果	754.0	午餐肉	981.9
紫菜（干）	710.5	叉烧肉	818.8
素火腿	675.9	腊肉	763.9
油条	585.2	炸鸡	755.0
油饼	572.5	奶酪	584.6
咸面包	526.0	奶油	268.0
牡蛎	462.1	松花蛋（鸭蛋）	542.7
蛤蜊	425.7	海参	502.9
虾蓉面	304.0	猪肉松	469.0
挂面（龙须面）	292.2	牛肉干	412.4
腰果	251.3	花生仁（炒）	442.0
海带（干）	327.2	甜菜叶	201.0

注：以上数据引自杨月欣主编的《中国食物成分表》

第六章　给心脏病患者一本营养"护照"

附表 4

常见食物的钾含量（毫克/100 克）

食物名称	含量（毫克）	食物名称	含量（毫克）
黄豆	1503	紫菜（干）	1796
黑豆	1377	银耳（干）	1588
白扁豆	1070	冬菇（干）	1155
枝竹	837	辣椒（干）	1085
赤小豆	860	莲子（干）	846
绿豆	787	黄花菜	610
青豆	718	花生仁（生）	587
豆腐皮	536	腰果	503
百合	510	黑枣	498
冬枣	375	毛豆	478
百香果	346	椰子	475
菠萝蜜	330	栗子	442
芭蕉	330	瘦羊肉	403
菠菜	311	竹笋	389
芥菜	281	芋头	378
榴莲	261	黑芝麻	358
番石榴（鸡矢果）	235	土豆	347
石榴	231	鸡胸肉	338
黄皮果	226	蘑菇（鲜）	312
柠檬	209	大蒜	302
哈密瓜	190	苦瓜	286
橙子	159	莲藕	243

注：以上数据引自杨月欣主编的《中国食物成分表》

附表 5

中国人 BMI 分类

分类	BMI 指数
重度消瘦	<16.5
中度消瘦	16.5~17.5
轻度消瘦	17.5~18.5
正常体重	18.5~24.9
超重	25~29.9
1 级肥胖	30~34.9
2 级肥胖	35~39.9
3 级肥胖	≥ 40

附表 6

不同体力活动所包含的工种

轻体力活动	所有坐着的工作、洗衣、做饭、驾驶汽车、缓慢行走等
中体力活动	搬运轻东西、持续长距离行走、环卫工作、庭院耕作、油漆工、管道工、电焊工、采油工等
重体力活动	重工业劳动、室外建筑、搬运、铸造、收割、挖掘、钻井工人等

第七章 "小鹿乱撞",心脏病患者性生活怎么办

对于健康的人来说,在感情"小鹿乱撞"的时候,性生活是幸福的基石。经常听人说某某有个好老公,夸她们的幸福婚姻,有人直接逮着她问:怎么经营的?有没有秘诀啊?她回头说:没什么秘诀,幸福的婚姻要会"爱"。

那么,患了心血管疾病的病友性生活又如何呢?有调查表明,心脏病患者普遍存在性功能障碍,他们对病情的担忧导致性生活频度减少,从而影响生活质量。性生活过程中曾出现胸闷不适,担心在性活动中出现心脏缺血,是常见的可能引发性活动减少的主要因素。

人们担心性活动时需要的体力活动会增加心脏的负担而引发危险。科学家们对性生活的活动能耗进行了测量,研究结果可能会让我们大吃一惊:性活动持续5~15分钟,平均消耗约为爬两层楼的能量。年轻的、更具活力的性生活,可以两三倍于这个数字,达到剧烈运动阈值。性活动时会有一个温和的心血管反应,心率会上升达到每分钟120~130次,血压会因高潮而升高,但很少超过170毫米汞柱。虽然这些数字超过静息的水平,但是,这些性生活带来的反应,甚至没有接近重体力活动的最大值对心血管系统的压力大。

一项研究显示,当女性达到性高潮时,平均最高心率为110次/分,平均氧耗量为2.5个代谢当量;当男性达到性高潮时,平均最高心率为127次/分,平均氧耗量为3.3个代谢当量。在性行为过程中,由于个体差异,人体的耗氧量从2.0到5.4个代谢当量不等。

性生活不是享受而是加快死亡?当然不是!一项研究发现:即使您患有心脏病,也不需要刻意避开性生活。一般来讲,冠心病患者进行性

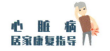

活动是安全的，性活动引发心脏病的可能性极低。有研究表明，性生活引起的心脏病发作小于1%，低于由愤怒引起的心脏病发作的风险（3%）和重体力劳动引起的心脏病发作的风险（5%）。根据美国医学协会的统计，对没有心脏病病史的健康个体进行研究发现，性生活导致心脏病的概率是2/100万。有心脏病发作病史的人，性生活中心脏病发作的结果仍然是非常低的，有10~20/100万的风险。心脏病病友经常锻炼之后，这种风险会更低。

性生活能满足男女双方的正常性需求，让双方享受快感，但是这也属于一项高负荷运动。那为了健康，又有哪些需要注意的地方呢？病情稳定的心脏病病友，只要经过医疗评估，例如运动耐量达到3~5个代谢当量，或以一般的速度顺利爬上两层楼，就可以进行性生活了。对于无并发症的心肌梗死患者，如果在轻度至中度的体力活动时没有心脏方面的症状，1周或更长时间后恢复性生活是可行的。

有一些治疗心脏病的药物，例如降压药和β受体阻滞剂，长期使用利尿剂和洋地黄，可能会引起勃起障碍或性欲减退。服用这些药物的病友，如果出现性能力的改变，可以与主诊医生沟通，权衡利弊。

勃起障碍是一种不威胁生命但又影响性生活质量和涉及个人隐私的疾病。心血管病患者中勃起障碍的患病率高于普通人群。

西地那非类的药物能够扩张血管并维持阴茎的勃起，对缺血性心脏病、高血压、糖尿病、器质性及心理性的勃起障碍均有较好疗效。但是心脏病病友在服用硝酸酯类的药物时，如果同时服用西地那非类药物，两药会产生协同作用，有进一步降低动脉血压的风险。所以，在使用硝酸酯类药物的同时，禁止服用西地那非类药物。另外，有充血性心力衰竭、低血压的病友，以及同时服用多种降压药的病友，都不适合服用西地那非类药物。